NEW WCDP 新文京開發出版股份有限公司
新世紀・新視野・新文京 — 精選教科書・考試用書・專業參考書

New Wun Ching Developmental Publishing Co., Ltd.

New Age · New Choice · The Best Selected Educational Publications—NEW WCDP

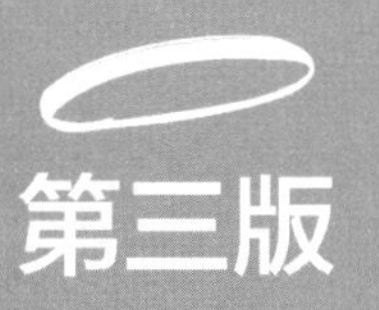

第三版

醫學倫理教育：

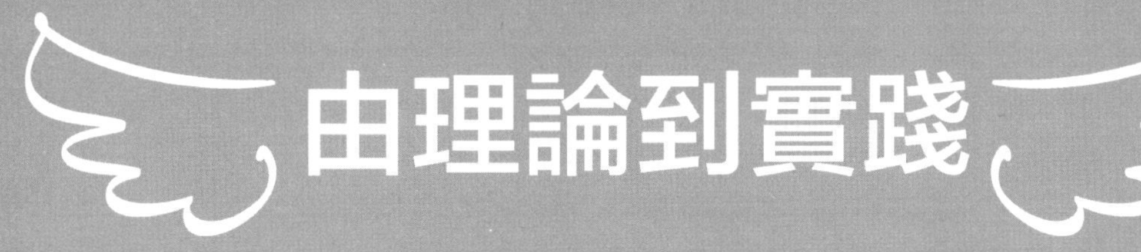

由理論到實踐

黃苓嵐 著

The Education of Medical Ethics

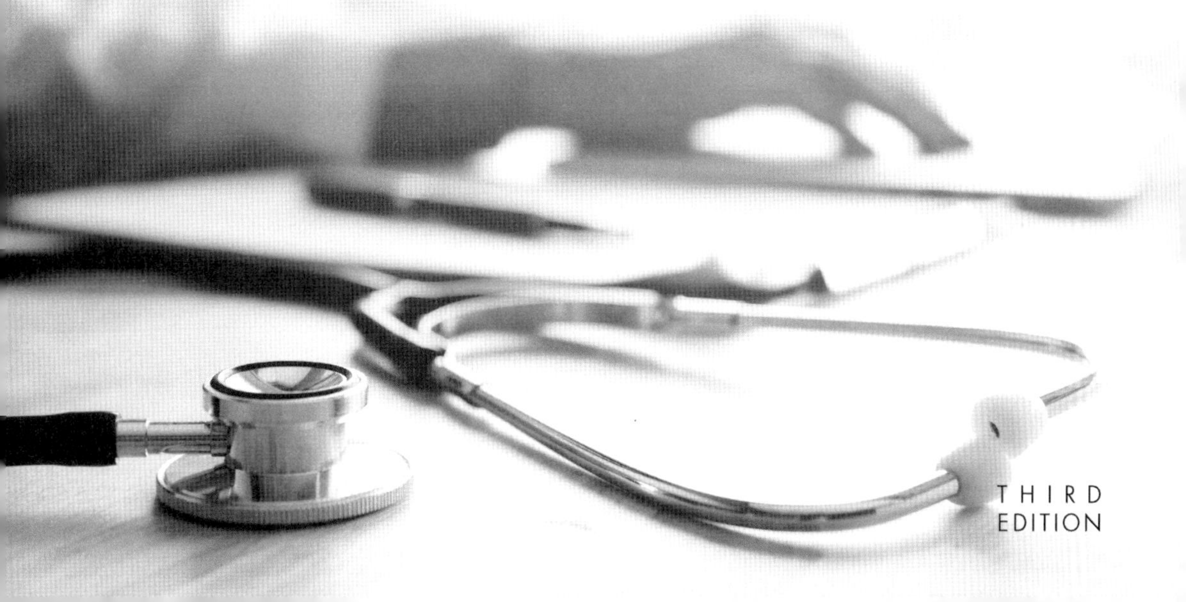

THIRD EDITION

序

幾米有一個繪本是《我的世界只有你》，其中有一個故事讓我非常印象深刻，裏頭描述有一個小鼓手，因為她的父母離婚，她對此非常的不諒解，因此她的鼓聲裡總是充滿著憤怒。直到有一天夜半醒來，她看見她的媽媽對著窗外默默地哭泣著。那一刻，她才了解到有許多的事情不僅僅只有她在傷痛，她的媽媽也不例外。她過去擁抱住她的媽媽，兩人相擁而泣。從那之後，她再也打不出憤怒的鼓聲了。

這個故事讓我很有感觸，事實上，我認為，許多我們對他人的不諒解，常常不是因為我們不具備體諒的能力，而是在於我們沒有理解他人困境的機會。

作為一個在醫學系任教的醫學人文教師，當我在講授醫學倫理的時候，我發覺目前大家所看見的醫病關係緊繃、對立，很多時候是因為我們沒有辦法很好的理解到對方的角色困境。對許多醫療人員而言，他們在繁重的醫療場域中常常無奈於、受傷於一些病人的惡言相向、甚至醫療糾紛。而對病人而言，他們則在病痛的折磨之餘，常常難受於為甚麼醫療人員不能夠對他們多一點同理心？

他們都錯了嗎？其實不然。就如同那個憤怒的小鼓手的媽媽一樣，很多時候，我們只是沒有把我們自己的困境很好地傳遞給對方知道，也因此對方無從了解我們的問題。

如果我們能夠了解並且真實的去感受，「病人」角色是一種「非自願性」的選擇，那麼我們或許可以多一點體諒。這世界上有很多種角色都是我們自願選擇的，但卻沒有人願意主動並且樂意地成為病人這個角色，我們都是不得不地成為一個病人，是疾病找上了我們，使我們成為一個病人。也因此，在這種萬般不願、心有不甘的情況下，要求一個病人能夠抱持理性、平和地與醫療人員溝通，有時實在是一種過高的期待，特別是在一種病痛的折磨下、對疾病的未知恐懼中，病人常常是失了平常的從容的。而病人家屬更是在這種無知的焦慮中，放大了他們的恐懼，因為身邊這個飽受病痛折磨的人，是他們最愛的人，對於最愛的人正遭逢的折磨，有時甚至比自己受折磨痛苦更甚。

我很喜歡日本茶道中的「一期一會」這個詞，它意指人世間的相遇只有那麼一次。其實這用在病人和疾病身上也很貼切。對很多醫師而言，病人身上的症狀可能已經看過幾百個案例，見怪不怪。但對於那個踏入你診間的病人而言，這些疾病與病人本身都是那「一期一會」。所以當他們問出那些讓你嗤之以鼻的問題、表達出一種你覺得大驚小怪的擔憂時，請試著體諒病人並非與此疾病相熟，他們也只是這麼的一次相遇。特別是當我們對一些事情無法了解、毫無經驗時，無知的恐懼更加會吞沒我們的理性。

但從另一方面來說，我一直認為病人與病人家屬也必須學著去理解並體諒醫療人員背後的辛苦與困境。其實病人對醫療人員的怒目相向也不在少見，特別是我們這幾十年來特別強調「病人的權利」、「醫療是種服務業」的過度解讀的情況下，有時病人或者是家屬會忽略掉一種對人的基本尊重。

正如同我們希望醫療人員能夠理解病人的「一期一會」，我們也希望病人及其家屬能夠理解，醫療人員不僅要處理你的「一期一會」，他們同時還得處理許多病人的「一期一會」。但醫療人員的時間、精力是固定的，我們在過度要求他們的醫療態度時，是否也曾關懷過他們是否也已經在體力耗盡的邊緣?當他們面臨這些臨床醫療場域中與疾病分秒必爭搶救病人的生命的同時，我們是否也可以多一點對人的基本同理心？去想想他們究竟已經多久沒有坐下來休息一下、喝一口水了？

每個早晨，我們還在睡夢中時，許多醫療人員已經在醫院開始他們緊湊的醫療工作；當我們在餐廳享用一頓豐富的晚餐，愉快的打卡上傳照片時，他們可能還在門診工作中一個接一個病人的進行診療；而深夜當我們安詳地進入夢鄉時，他們可能還在手術台上奮戰，努力搶救病人的生命。

而這一些難道不值得我們給予更多的尊重與體諒嗎？

任何一種「關係」，不論是朋友關係、親子關係、夫妻關係等，都必須建基在互相尊重與體諒上，這一段關係才有可能走的健康、走得長遠。醫病關係也不例外。過於強調病人的權利，而忽略病人的義務以及損害醫療人員的權利，都不是一種健全的狀態；反之亦然。

唯有雙方都能夠學習互相尊重、學著站在對方的角度去思考與體諒，這種關係才有可能良好的維繫下去，而所謂的信任才有可能慢慢地滋生。

鼓聲可以是悠揚的，讓我們停止憤怒的鼓聲，試著理解每個人背後所經受的痛苦，學著體諒在每個情緒下的行為，當我們都能夠放下自身的成見，相信醫病關係能夠越來越好。

「倫理的價值只有在被實踐之後才存在。」

黃苓嵐

畢業於輔仁大學哲學研究所博士班，現任馬偕醫學院醫學系專任助理教授，專長領域為倫理學、醫學人文、兒童哲學、生死學。

目錄

導言

「醫學倫理」乃是「醫學」與「倫理學」兩個領域的結合，醫學是關於醫療的專業知識與技術，而倫理談論的是「關係」，醫學倫理也就是在探究醫學情境中所會涉及到的「關係」，這包含了醫療人員與病人間的關係、醫療人員彼此間的關係、醫療人員與相關機構的關係、醫學與社會的關係等。但我們目前所遭遇的問題是在於我們並不瞭解「醫學」和「倫理」之間連接的必然性。我們容易將醫療行為單獨獨立出來，而忽視它所指向的倫理價值，而只是單純的將醫學困囿為一種治療行為。

若我們仔細地審視我們當前的醫學倫理教育，我們會發現它面臨兩個難題，一是對於醫療人員而言，當他們面對到醫學倫理的問題時，他們有時會呈現出一種「理解」與「實踐」的差異，也就是說，在知道「應該怎麼做」與「願意如此做」之間，並非存在著一種必然的連結關係。二是對於病人而言，隨著病人權利的高漲，他們常將醫療行為視為一種消費行為，而忽略了在醫病關係中，是需要彼此幫助、相互尊重的。當我們遺忘了自身在醫病關係中亦是應該肩負起責任時，面對不合心意的醫療處置，將容易導致醫療糾紛的產生。

倫理學，乃是一種實踐的學問，它不僅強調我們對於倫理原則的認知，它更加重視我們對倫理原則的實踐。因此，倫理學的重心應是在於幫助人們「願意」去進行符合倫理的行為，而非僅止於教導人們「理解」什麼是倫理的行為。單單理解並不足以構成一種倫理價值。

因此，醫學倫理教育應該達成兩個目的：一是教導我們認知什麼是符應於醫學倫理的行為，另一個則是幫助我們願意去落實這些倫理行為。本書主要便是希望能夠透過對醫學倫理的相關基本原則以及判斷進行說明，並進而找出可以幫助這些原則實踐的方式。在這本書中，筆者嘗試由道德情感教育以及生命教育這兩個方面來切入醫學倫理教育之中，期望透過這兩種模式，來幫助我們由理論進入到實踐，確實的落實醫學倫理的價值。

在第一章中，筆者主要想探討醫學與倫理之間的關係，也就是企圖去證明這二者之間，是否真的具有關連性，醫學究竟需不需要倫理的幫助，來證成其存在價值？如果需要，那麼我們便先去釐清「倫理」究竟指涉為何？什麼是倫理？在倫理學中的那些重要倫理理論，對我們的醫學教育又能夠提供什麼樣的幫助？

而在第二章以及第三章中，則針對基本倫理原則的陳述，重新檢視過去為我們所熟知的這些醫學倫理基本原則，其倫理的核心價值究竟為何，我們又應該如何去理解它們，把握到它們在醫學倫理上的真正價值，還有，在實踐它們的過程中，我們又會面臨到什麼樣的衝突？我們又該怎樣解決這些原則的實踐困境？

第四章則是探討我們如何進行一個正確的倫理判斷。由於醫學倫理乃是醫學與倫理這二個領域的結合，因此它更為複雜，判斷也更為困難。當我們在面臨醫學倫理上的抉擇時，便需要透過某些方式來協助我們進行判斷。這種判斷之所以能夠成為一個較為正確的判斷，主要就是來自於它是一種透過全面性的考量，藉由判斷的七個步驟依序進行，而能夠使我們擺脫一種直覺式、獨斷式的偏見。

第五章及第六章則是開始探討：我們如何才能願意將我們前幾章中所理解的道德原則、道德規範付諸實踐？筆者認為，透過道德情感教育，可以使我們在實際的道德情境中，藉由同理心、同情等感受的培養，以及道德想像力的激發，學會設身處地的站在病人的角度去加以設想，獲知對方的需求，從而增進醫病間的信賴關係。道德情感乃是我們道德實踐的動力，失去了道德情感，我們在道德行動上將是無力的。因此，為了能夠使我們的醫學倫理教育獲得實際的落實，而不再只是一種課本裡的知識，我們便需要道德情感教育的輔助，來增加我們由理論進入到實踐的可能性。

而透過生命教育，我們則可以深切地去體認到生命的終極價值以及意義，我們能夠由自身走向他人，理解他人的生命同我們自身的生命，都是具有同等的價值，而不應該受到任何的損害。藉由對生命權利以及死亡尊嚴的探討，我們也更能夠清楚地體認到當我們面對醫學倫理中的兩難議題，我們應該如何對之進行一種道德的考量，而不再只是由利益的角度去思考。

醫學對我們人生幸福的重要性乃是不可言喻的，我們生命中所追尋的其他價值，都必須建基在一個健康的生命這個條件之上，而醫學正是使我們一切價值得以實現的基礎。加以人總是擺脫不了生老病死，人總是會有生病的經驗，人與醫療人員必然會在彼此生命中產生多次的交集，因此，醫病關係的健全，就顯得更加重要。病人與醫療人員，並非是一種依附關係或者是從屬關係，他們應該是一種夥伴、對等的關係。病人一方面需要醫療人員的協助以恢復健康，醫療人員同時也需要病人的存在，來使得他自己的價值得以實現，透過病人的存在，醫療人員的存在才有了意義。也正是在這樣的基礎之下，對於醫學倫理的討論，必須持續下去，醫學倫理的實踐，也應該成為所有醫療人員必須修習的重要部分。

Chapter 1

醫學與倫理

本章摘要

本章主要探討下列議題：

一、在醫學領域中，究竟需不需要倫理的規範？

二、若需要倫理的規範，那麼，這個「倫理」又是什麼？

三、醫學倫理教育的目的為何？在落實它們的過程中，它們又面臨什麼困難？

第一節 倫理與醫學倫理

一、我們是否需要倫理？

一般人在論及倫理時，常見的反應都是：我們並不需要倫理，倫理對我們的生活並沒有幫助，它不具備任何實用的價值。過去更曾有某位政黨領袖公開說：「倫理是封建時代的產物，我們現在已經不再講倫理了，我們只講法律。」但事實真是如此嗎？一個不被倫理所規範的社會真的能夠帶給我們更多的幸福與自由嗎？

霍布斯(Thomas Hobbes, 1588-1679 A.D.)在《利維坦》一書中說到，人類聚在一起形成社會之前，是處在一種「自然狀態」之中，由於人性中的自私特質，使我們彼此殘害、掠奪，因此，為了避免遭受傷害，人類形成了「社會契約」，走向群居的生活。一方面透過互助合作以使我們的生活更加便利，另一方面也藉著這些社會契約的幫助，來解決彼此間因著利益分配可能產生的衝突。此社會契約便是我們所說的法律與倫理。

法律，乃是屬於一種外在的約束力量，不論你是否贊同這些法律，你的行為均需要受到法律的約束，一旦違反了法律的規範，便必須承擔起相應的懲罰。而倫理，則是屬於一種內在的約束力量，它的懲罰來源，有時因為與法律相重疊，因此會受到法律的制裁（例如：欺騙他人財物、傷害他人身體等）。但有些時候，對倫理的違反並不構成法律上的犯罪行為（例如：沒說實話、移情別戀），因此，它的懲罰來源，常是來自大眾輿論的壓力，或是內在良心的譴責。由於倫理不像法律能訴諸具體的法律條文，而是來自我們自身的價值判斷，因此，常顯得力量薄弱，且界限模糊。也因此，許多人常認為倫理缺乏客觀有效性，因此我們並不需要倫理與道德的規範，僅憑法律的清楚界定就足夠處理人際的問題了。但是，事實真是如此嗎？一旦我們內心的那把尺鬆動了之後，我們真能正確地做出行為的抉擇嗎？

新聞案例討論

【2010 年 12 月 12 日新華社報導】韓國一名女嬰今年 8 月出生，出生後診察出患有先天性心臟病。接治女嬰的首爾牙山醫院醫生診斷後認為女嬰必須接受心臟手術的治療，否則將會面臨死亡。但醫師與女嬰父母溝通後，女嬰父母以其宗教信仰（耶和華見證人）禁止輸血為由，拒絕同意醫生對女嬰實施手術。最後女嬰死亡。

請問，在這一新聞事件當中，你認為涉及了哪些倫理問題？

讓我們設想這樣一個沒有被倫理所規範的社會：由於失去了倫理的約束力量，每個人因此可以隨心所欲的做任何事情，只要不碰觸到法律的界限，他便不會遭受任何責難與懲罰。所謂的個人自由在這裡被表述為「只要我喜歡，沒有什麼不可以」，而他人的道德權利也不再是我們所必須要在意與尊重的事情。是以，在這樣一個不被倫理所規範的社會下，我們便因此不能介意別人總是對我們說謊話，因為他們沒有對我們誠實的義務；我們也不能責怪我們的情人對我們不忠誠，因為他們並沒有對我們負責任的義務；我們更不能怨懟上司對其他同事的偏愛或老師給分不公平，因為他們沒有對我們公平的義務；我們更無法阻止他人對我們的惡意批評，因為他們並沒有尊重我們的義務……。凡此種種不對等的情況，我們都沒有權利去抱怨，因為一個沒有倫理的社會，本來就存在著這種我們所以為的「自由」所帶來的任意而為。少了倫理的內在約束力量，我們就好像戴上了所羅門王的戒指，即使不需隱身，也獲得了恣意而為的權限。

那些宣稱倫理對我們的生活沒有實質意義的人，是否能夠欣然接受這些狀況呢？

如同陳文團所言：「不再有知識、智慧、崇高的情操，便不會再有聖潔的幸福。」[1]

倫理的約束力量，固然會對我們的生活產生某些不便利，使我們在行為時總是得瞻前顧後，不能隨心所欲，但倫理的存在價值就在於它一視同仁地保障所有相關人的權利，而沒有任何偏頗。或許當我們擁有某些社會優勢的時候，我們並不稀罕倫理為我們所設下的保護屏障，因為我們手上擁有優越於他人的力量、權勢、財富、地位等，這些優勢，使得我們的生活無往不利。但是，問題在於我們並不能保證我們永遠是處於這些優勢上的人。擁有力氣的，總有老去的一天；擁有權勢者，總有下台的一天；那擁有財富者，也有破產的可能性。當真有這麼一天，當我們失去這些優勢的保護時，

[1] 陳文團，《政治與道德》，（台北：台灣書店，1998），頁 2。

我們會希望他人怎麼對待我們呢？我們絕對不可能希望他們憑藉著那些社會優勢來欺壓我們，掠奪我們的權利，我們這時會希望他們能夠尊重我們、我們會希望活在一個安全的環境下、公平正義的環境下。然而他們為什麼必須這樣尊重我們？這就來自於倫理的要求了。倫理的作用遠比我們所想像的更重要，它是對每個人最基本的保障，在倫理的要求下，每個人的權利都被視為同一，而不會因著社會優勢的不同，而有不同的對待，也正因如此，它才能夠對每個人提供完全的保護。

二、何謂倫理？

倫理，依照中文的解釋，「倫」是類、輩的意思，「理」是道理。以前我們有所謂的「五倫」指的就是五種關係：君臣、父子、夫婦、兄弟、朋友。倫理就是在探討這些關係中，人與人之間應該具有的道理。它指出我們處在不同的關係中，所應該抱持的相處規範。

事實上，如果這個世界只有我們一個人存在著，我們其實是不需要談倫理的，我們可以隨心所欲的做任何我們想做的事情，而不會對任何人產生妨礙。但由於我們是處於群居的社會，因此人與人之間必定會隨著個人自由的擴大而產生某些交集，這種時候，彼此的自由意願就有可能產生衝突，例如：同住宿舍的兩位同學，他們就可能對於空間的使用有不同的意見，可能一方想安靜的讀點書，另一方可能正好想大聲的聽音樂，這種時候，個人的自由意願便與他人的自由意願產生衝突，應該以誰的意願為優先？面對這種衝突的情況，我們就需要倫理的規範來加以調節，否則，很有可能演變成某些不對等的相處模式，比如某一方因著在體力、財力或身分地位上的優勢，而抹煞弱勢一方的權利。

基本上，倫理具有以下幾個特徵：

(一) 倫理講求「關係」

倫理乃是指出我們與他人相處時，所應該具有的行為規範。它最主要便是對於「關係」的探討，在不同的關係中，有不同的規範，例如「五倫」所衍生出的「父子有親，君臣有義，夫婦有別，長幼有序，朋友有信」[2]。這五種關係，便標誌出五種不同的對應模式。在父子關係中，具有血緣之親；在君臣關係中，有尊卑之禮；在夫婦關係之間，有內外之別；而在老少間應重視長幼的次序；在朋友關係之間，則講求誠信。我們在人際上所會面臨到的關係，幾乎都可以劃歸到這五類基本關係之中。由著不同的關係，我們相對應出應該有的行為舉措。在朋友之間，必須建基在誠信上，這段友情才有可能順利的發展下去；在工作上，有上司與下屬的關係，只有彼此的行為呈現出其適宜性，才能獲得彼此雙方的信任與尊重。因此，倫理所訴求的「關係」，便是先要求我們去明白彼此間隸屬於什麼樣的身分關係，再由此去找出彼此應該有的相處方式。而這也就是孔子所強調的「君君、臣臣、父父、子子」[3]，每個人都應該在這段相處的關係中，扮演好自己的角色。

2 《孟子．滕文公篇上》

3 《論語．顏淵篇》

(二) 倫理講求事情的「應然」而非「實然」

倫理上的合理性證明，並非來自事情的「實然」層面，而是來自於其「應然」層面，換句話說，也就是倫理所講求的是「對」與「錯」的問題，而非「是」與「否」的問題。

因此，一件事情實際上「是」如何，並不能作為其倫理上的合理性來源。例如：墮胎是否符合道德？我們並不能以目前我國法律已經通過優生保健法這個「事實」，來作為墮胎在道德上合理性的理由，法律所允許的行為，只代表了這件事情在現實世界中的實際狀態，但卻不能因此代表出它在道德上的應然狀態。

其次，它也不以它的實際情況上的普遍性做為倫理對錯判斷的依據，數量上的優勢，並不能證成倫理上的道德合理性。例如：假設我們處在一個一百個人的社會裡，這一百個人當中有九十九個人都說謊，說謊也不會因為有這麼多人都說謊而成為對的行為。即使在社會中它是多麼普遍的行為，也不會因為這種普遍性而就證明它在道德上的合理性。

如同效益主義學家彌爾(John Stuart Mill)在其《論自由》一書中所說：「假定全人類都共同執有同一個意見，而僅只有一人持相反意見，此時，全人類要使那人沉默，並不比那人要使全人類沉默更為正當。」

(三) 倫理講求「實踐」

倫理另外一個重要的特徵就在於它是一門非常重視實踐的學問。

「倫理並非一種在理論上高尚、在實踐上無益的理想體系。……任何行之無益的倫理判斷都肯定有其理論漏洞。因為倫理判斷的全部意義就在於指導實踐。」[4]

單憑對事物的理解，並不足以構成倫理的價值。也就是說，儘管我們對於倫理規範具有一百分的完整理解，但在實際生活中若我們無法將這些倫理規範給具體實踐出來，則對這些規範的理解實際上是等於零。倫理只有當它是被一種「明知故意」的方式給實踐出來時，它才具有意義和價值。「明知」，指的是我明確的、清楚的認知到我所要做的行為是什麼，而不是在一種無知、非理性的情況下為之；「故意」，則是指我確實知道自己要進行這樣的行為，而不是出於無意的情況下偶然為之。只有當自己是真真確確地知道自己要做的事情是什麼，而且憑著自己的自由意志決定如此去行為時，這種行為才具有道德上的價值。無心的善行或無意的惡行，在倫理上的意義都不高。

因此，倫理學的教育與其他學門最大的差異就在於：它並非是一個單憑理解就已足夠的學科，它並非只停留在認識論的角度，它還要求我們必須更進一步地去將我們的這些理解給具體落實下來，如此倫理才能獲得其存在價值與證明。

4 Peter Singer 著，劉莘譯，《實踐倫理學》，（北京：東方出版社，2005），頁 2。

正如同亞里斯多德(Aristotle)所說：

「做了正義的行為，才會產生正義的人。不去做，不可能成為好人。但很多人卻是不去做，只做理論的思考，這種哲學，不可能改善靈魂。正如同病人只聽醫生吩咐，卻不實際遵行，永遠也不可能健康。」[5]

三、倫理的價值

倫理對於我們現實人生的重要性與價值在哪？為什麼我們要訴求一種符合倫理的生活？當我們讓渡了自己某些自由的需求、限縮或放棄我們個人的利益，以換來群居社會的便利互助性時，我們究竟藉由一種倫理生活的訴求得到什麼？

簡單講，倫理是一種幫助我們選擇幸福生活的智慧。

絕對的自由不可得，生活在社群之中，我們無法全然隨心所欲地過我們想過的生活。但人類之於其他生物的可貴性，便在於我們仍可以在我們有限的自由中，選擇一種對我們最好的生活方式。人因有自由意志而能夠進行選擇，而人如何進行選擇，則因著我們的智慧呈現出價值差異。

費南多·薩巴特(Fernando Savater)說：

「在所有的智慧當中，至少有一種是必然不可少的，那就是判定哪些事適合做，哪些事不適合做，而這個智慧就是倫理學。」[6]

5 Aristotles. *The Nicomachean Ethics*, 1105 b5-10.

6 Fernando Savater.《倫理學的邀請》，# # # # #

人因為有自由意志，所以：

1. 人可以做出選擇。
2. 所有的選擇都是有所得、有所失。
3. 一旦我們有自由選擇，我們就必須承擔起選擇結果的責任。不論結果是好是壞。

因此，能夠把握到倫理智慧的人，常常可以在複雜的情境中作出最佳判斷。

四、倫理與醫學倫理

倫理落在醫學領域中來談，便因著對象的特殊性而形成專業倫理。它所探討的不再是一般人所會面對的倫理問題以及規範，而是針對在醫學場域中的「關係」所產生的問題進行應有的倫理規範討論。

德馬科(DeMarco)認為醫學倫理主要關注到：

1. 注意事件所處的境遇，以及人的實際需要和利益。
2. 引導醫務人員承擔起職責和職業道德。
3. 對具體的案例作更為審慎的分析。
4. 有回歸到古老的倫理觀念，如「公正」、「合理」等傾向。[7]

[7] Joseph P. DeMarco 著，石毓彬等譯，《現代世界倫理學新趨向》，（河北：中國青年出版社，1990），頁 325。

相較於一般倫理學，醫學倫理具有下列特徵：

(一) 複雜度更高

因為醫學倫理乃是「醫學」與「倫理」兩個領域的結合，因此，它不僅必須處理倫理本身的問題，它同時還需要思考二者結合所產生的問題。故，跟一般倫理學相比，醫學倫理所涉及的倫理規範顯得更加複雜，它所面對的倫理判斷也更加困難。醫學是一股不斷向前的力量，隨著科技的日新月異，我們的醫學成果也就與日並進；但倫理卻不是一種講求新穎與突破的學問，它著眼在對每個道德關係進行不斷的反思，企圖找出一套行為的標準，來規範我們的行為，找出我們在倫理關係中所應該要去做的，以及應該避免的。

「現代醫學倫理學的具體內容是醫學科技與倫理道德兩因素交互作用的產物，雖然一般倫理學對此時醫學倫理學發展仍起重要作用，但醫學科技在醫學倫理學中的地位顯著上升，人們必須首先了解醫學科技的發展狀況，才能談得上對倫理學的研究。」[8]

因此，當「醫學」與「倫理」相遇時，我們便會發現這二股力量一直往不同的方向拉扯，醫學一直要求要往前進，盡情發揮人類理性的一切可能，但倫理卻一直要求這樣的發展必須緩一緩，必須先思考這些醫學行為是否真的可行。因此，醫學倫理的複雜度遠比一般倫理學來的複雜，它是兩種價值譜系的衝撞，它必須去回應為

8　鄭文清、彭智海主編，《醫學倫理學概論》，（武漢：武漢水利電力大學出版社，2000），頁 6。

什麼有些時候，我們必須放棄醫學上的可能成就，以滿足倫理上的基本要求。

(二) 重要性更高

醫學倫理的重要性之所以高於一般倫理學的理由在於：醫學倫理所關涉的主要對象乃是「人的生命」，它不單單只是在探討我們行為的合宜性證明，它主要涉及的是人的生存問題、生命價值的問題。由於生命是我們其他價值所依附的基礎，失去了生命與健康，我們其他的價值都失卻了依附之處，故它對我們更加重要。它是最直接關涉到我們存在的一門學問。

此外，它更標誌出這個對象乃是一個「活生生」的生命，去照護病人，並不像我們在修理一台冷冰冰的電視機，他乃是有血有肉、有情感、會思考的對象，我們與這個對象的相處模式必須更加謹慎，也更應該尊重對方。

第二節 醫學倫理教育的目的

一、醫學倫理教育之核心

醫學倫理教育的焦點並不在於深入探究醫學技術與知識，而是在於如何將這些醫學技術與知識應用到醫病關係中。因為，醫學倫理的重點不在於去說明「醫學是什麼」，而是在於「醫學專業知識在面臨到『人』的問題時，它該如何因應」，我們可以由先前對倫理的討論來獲知其對象。因此，醫學倫理教育的目的就是在於希望能夠教育這些醫療人員以一種「倫理」的方式來思考醫學上的問題，或者是去思考醫學上所會面臨到的倫理問題。

它不單只是要叫我們去做一個好的人，一個有醫德的醫師，它同時還在探討：在醫療的情境中，什麼是對的事情？我們如何進行正確的判斷？我們又如何在兩難與衝突、曖昧不明的情況下，進行正確的抉擇。例如：

1. 病人得了絕症，家屬要求你不要告知病人，你該保密嗎？
2. 病人病痛纏身、家人棄養、經濟困難，失去求生意志，告訴你說他不想活了，你該怎麼回應他？
3. 當病人手持錄音筆進到你的診間求診，你如何面對他？
4. 當八點檔的狗血劇情真實上演，媽媽跟孩子只能救一個，而家屬不在、病患昏迷，你該如何做決定？
5. 當兩種療法各有優劣取捨時，你該如何進行告知，以協助病患做出最恰當的決定？

在整個醫學倫理教育中，又以對醫病關係的倫理探討著墨最多，因為有醫病關係的存在，醫療人員才獲得其存在價值的基礎，若這世界上沒有疾病、沒有生病的人，我們便不需要醫學以及醫療人員的存在。它可以說是醫學倫理中最核心、最重要也最複雜的一個部分。我們可以分兩個部分來談：

(一) 對醫療人員而言

醫學倫理教育對醫療人員而言，其第一步就在於「定位」的問題。

蘇格拉底說：「未經審視的人生，都是不值得活的。」

因此，我們必須清楚的、誠實的問自己兩個問題：

為何在？

如何在？

第一個問題：為何在？這是一個向內詢問自己的問題。也就是去問自己、理解自己為什麼要選擇這樣形式的存在，而非其他種形式的存在？為什麼要選擇當一個醫師？而非其他的專業？這個專業對自己的意義到底是什麼？

如果我們無法去釐清自己的這項選擇，以及這項選擇對自己的意義，那麼我們將很難面對接下來所會面臨的考驗。

第二個問題：如何在？這則是一個向外去思考我們如何面對自己所將面臨的生活世界的問題。這個世界，不管是醫界還是學術界，確實存在著很多的問題。理性無法平撫所有的紛爭以及慾望的衝擊。而我們所要思考的就是：我如何面對我所處的醫療場域中的問題？我該如何因應、如何選擇？我該怎樣面對我的病人及其醫療？

黃達夫醫師指出：醫藥科技的發展，固然提供了現代醫師神奇的治療利器，科學化的醫療也急速改善了醫療成效，但是，醫生對病人的了解，以及他們所能給予病人心靈上的慰藉和求生的意志，卻始終不是科技所能取代的。在照顧病人時，科技只是執行醫療的工具，而治療的決策與目的取決於對病人的關懷。[9]

9 黃達夫，《用心聆聽——黃達夫改寫醫病關係》，（台北：天下遠見出版，1999），pp. 25-32。

「病人究竟需要什麼樣的醫療？」在治療的過程中，是否只要能夠醫治好病人的「疾病」就已經足夠了呢？病人作為一個「人」，他的需求與一般人一樣，只是身上多了疾病纏身，或者，我們可以這樣說，他除了一般人的需求之外，還額外多了「病人」的需求？要支持著一個人的生存需要很多的條件，馬斯洛(Maslow, 1908-1970)便曾以一個金字塔形的劃分法提出人生的五大需求，他認為支持人的生存有五大需求必須被滿足，被置於金字塔最底端的，乃是最基本、最需要先被滿足的需求，對它的需求量也最大，依序往上的需求會越來越困難，滿足的次序也由底端往上發展（圖 1-1）。而此五大需求依序為：

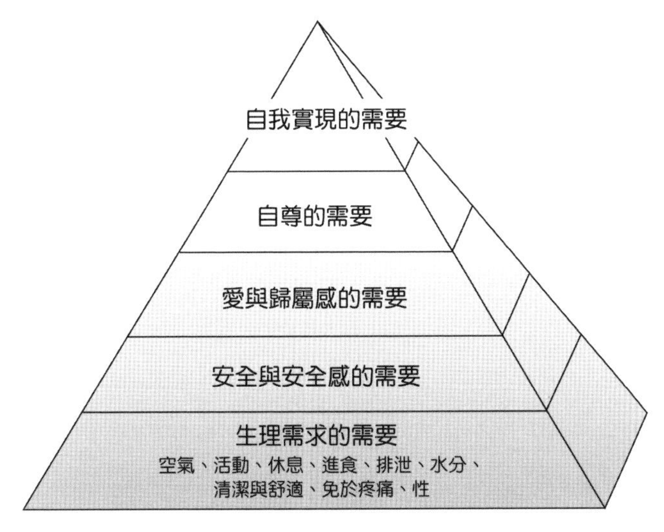

圖 1-1　馬斯洛提出的人生五大需求。

1. 生理需要

指能夠支持生存的必需條件，如：陽光、空氣、水、食衣住行等。此為最基本的需求，它需要最先被滿足，且對此的需求量也最大，馬斯洛將之置於金字塔的最底端。

2. 安全需求

指的是安全感的獲得。我們的生存必須能夠免於威脅，並且避免焦慮。它是在基本的生理需要被滿足之後，接著必須被滿足的。我們的生存必須是在安全、不受威脅的情況下，才能獲得完整的發展。

3. 社會需求

當人的基本生理需求被滿足了，且在一個安全的環境下生存之後，他接著還會去渴求情感上的滿足。他會希望獲得群體的認同與接納，因為，人終究不可避免地乃是一個在世存有，他得透過群居生活來實踐他自己。

4. 自尊需求

當前述的三項需求都被滿足之後，人接著還會需要受到他人的尊重，這乃是生命尊嚴的一種展現。相信沒有人會希望自己是不受尊重的，當別人踐踏我們的尊嚴時，其所造成的傷害，有時遠比身體上的傷害來的更嚴重，只有當我們是在一種被尊重的情況下被對待時，我們才能證明自己對他人而言乃是具有存在價值的。除此之外，也只有當人自己本身懂得自我尊重、懂得在行為舉止上去維護自己的尊嚴時，他才能證明自己是一個成熟的、完整的存在。若自己不懂得自我尊重，其生命仍是缺損的。人對於自尊的需求，正是人類異於動物的地方。

5. 自我實現

此乃馬斯洛的五大需求中，最後被滿足、也是最難被滿足的一個部分。我們周邊大多數的人，終其一生可能都還未意識到這個需求，而只是汲汲營營的「活著」。自我實現標誌出一個人存在的終極價值，它指出我們此生所追求的目標，是個人價值的實踐。這也正是表示出個別生命彼此間的差異之處。不同的人所追求的人生目標便不相同，能夠去實現自我目標的人生，才能稱為是完滿的人生，它是我們對己身生命的合理展望。

而馬斯洛這五大需求，是否同時適用於一個生病中的「人」呢？對病人而言，他最基本的需要當然是醫療的滿足，他身體上的不適症狀應該首先受到控制，其次，他還需要安全感的獲得，也就是在醫療時，應獲得病人情感上的認同。除此之外，他還需要被關愛的情感需求，他必須能夠感受到自己並不是作為一個「物件」被維修，而是作為一個整全的人被對待。同時，他的自尊還必須受到維護：病人因著疾病而求助醫療人員的幫助，但這並不意味著他就在這段醫療關係中，應該處於弱勢或被決定者，因為，病人雖然需求醫療人員的幫助，但醫療人員也是必須藉助於病人的存在，才能實踐其專業。病人乃是幫助醫療人員成其所是者。沒有了疾病的存在，醫學也就不再被需要了。因此，醫療人員與病人之間，應該彼此處於一種對等關係、合作關係中。病人的自尊不應該因著缺乏醫學專業而被漠視輕賤。最後病人也同樣需求自我實現，也就是醫療人員必須給予病人一種對生命的展望，讓他即使在病中，也同樣能對自我人生做出相應的規劃，而不應因著疾病的阻撓，而減損其自身的價值與對未來的渴盼。

醫學倫理教育的另一個部分則是：

(二) 對病人而言

我們必須理解，倫理乃是建基於「關係」之上，關係是來自雙方，因此，醫學倫理的訴求也不應當純粹只要求醫療人員遵守，作為關係建立的另一方—病人，亦應共同遵守醫學倫理的要求。

就病人這方面而言，他有幾個部份需要注意：

1. 尊重醫療價值

要學習尊重醫療的價值，首先便應該去除消費者心態。消費者心態固然在爭取病人應有的權利運動上，起了一些積極的作用，但這種消費者心態的標示，應該只是著眼於去強調醫師與病人之間地位的平等性，而不應該是在於減損醫療行為的神聖性。將醫療行為視為一種消費行為，把它當作上街買東西稱斤論兩的想法，是一種可怕的沉淪。生命是可貴的、值得尊重的。醫師去挽救病人生命的行為，也不應該跟其他行為的價值等同。

病人應該學習到的不僅要尊重自己的生命，同時也要學習尊重別人的生命。許多我們不喜歡別人對我們進行的行為，我們也不應該在這一波追求自身權利運動的過程中，去侵犯他人應被尊重的權利。

我們現在對醫病關係的討論已經偏離正確的道路。病人的權利固然值得重視，但病人本身在這段關係中亦必須同樣承擔一些責任，以及應抱持互相尊重的態度，不能過與不及。沒有任何一種關係是可以依靠單向付出而良好運行下去的。情人間是如此，醫病關係也是如此。

2. 理解自己的權利

病人應理解自身應有的醫療權利，不要讓自己的權利睡著了。彌爾(John Stuart Mill)：「只有自己才是自身權利的最佳保護者。」

3. 理解自身應盡之義務

病人如果希望醫療的成效是良好的，那麼就應該知道這個結果是有賴醫病雙方的共同努力，而非單憑醫師的治療。病人本身也有一些義務應該要完成，比如誠實告知病情、配合醫囑等。

對病人而言，他亦須學會尊重醫療人員的權利，而非無限上綱病人自身的權利；他不應當只要求醫療人員執行他的義務，卻忽略了身為病人角色的義務。

任何關係得以良好運作，都有賴於關係雙方彼此尊重對方的權利及完善自身的義務，不可偏廢。

二、醫學倫理教育之價值

醫學倫理不是死板板的教條、不是口頭的宣示，醫學倫理的存在對醫學的發展來說，不是絆腳石而是提供價值的基礎。

醫學倫理的實踐，一方面向外透過我們對醫學倫理基本原則的落實，而使得病人能獲得具有意義的醫療，及降低醫療糾紛的產生，以及減緩醫病關係的緊繃；一方面向內尋求自我價值的實現，以及身心靈的安頓。

目前，我們有兩種方式可以改善醫療品質，一是依賴醫療法律，也就是服從於外在約束力，消極的避禍；一是依賴醫學倫理，也就是內在約束力，積極的承擔。但兩者在高度上的差別是什麼？這就如同你追女朋友，女友生日你買了一束玫瑰花送她，她開心的問你：「怎會想到送我禮物？」你回答說：「因為我媽媽叫我送的」跟「因為我希望看到你快樂幸福的笑容」，你覺得何者比較能獲得芳心呢？

而醫學倫理的存在價值，也正是要賦予醫學的醫療行為從一種醫療操作，轉變為一種對人與生命的積極關懷。也正是因為我們的醫療行為符合了醫學倫理的需求，因此獲得其崇高性來源。並擺脫被物化、工具化的可能性。

第三節　各種倫理學說在醫學倫理上的應用

在各種倫理學的主張中，有哪些部分可以對醫學倫理教育提供幫助呢？本節將針對兩大主要倫理派別──效益主義以及義務論的觀點來進行思索。

一、效益主義

(一) 基本倫理主張

效益主義(Utilitarianism)最主要的理論奠基者乃是英國哲學家邊沁(Jeremy Bentham, 1748-1832)以及彌爾(John Stuart Mill, 1806-1873)。其主張可歸納為以下幾點：

1. 行為對錯的判斷標準，乃是依憑於行為所能產生的效益

也就是一個行為之為對的行為，就在於它能夠產生最大的效益以及最小的傷害。而行為之為錯的行為，則在於它的正面效益小於負面效益。

邊沁認為，道德不是要取悅上帝，也不是要忠誠於抽象的規範。道德是要使世界有最大可能的幸福。[10]

2. 對效益的計算，可以透過科學的方式來加以計量

效益主義認為道德問題之所以不能獲得妥善的解決，主因就在於我們對於行為的判斷標準過於模糊，故改採一種科學的計算方式來代替。邊沁提出七種標準來作為效益多寡的評判標準，此為強度(intensity)、持續性(duration)、確定性或不確定性(certainty or uncertainty)、鄰近或偏遠(propinquity or remoteness)、豐富性(fecundity)、純粹性(purity)、廣度(extent)。彌爾則接續這種看法，認為我們可以在正負效益之間進行科學的計算，來找出最恰當的行為決定。

[10] James Rachels 著，楊宗元譯，《道德的理由》，（北京：北京中國人民大學出版社，2009），頁 91。

3. 反對權威，尊重個人判斷

彌爾認為當我們對事物進行判斷時，我們只需依憑於自身的判斷與考量，他人只能對我們提供建議，不能強迫我們遵守他們的決定。他認為，兩千多年來，道德問題之所以一直無法獲得完全的解決，主要的問題便在於我們過度依賴權威以及先天而來的道德原則，在其《論自由》(*On Liberty*)一書中，他便反覆地提醒我們對權威以及既有原則的一種未經慎思明辨的服從所會造成的不良影響。[11]

4. 重視經驗

效益主義認為我們每個人所面對的問題不同，所處的環境條件也不同，過去的經驗歷程也不同，未來要面對的事情也不同，故不應該用同樣的規則或價值標準來套用在不同的個體或狀況上。對於「什麼是好的、有價值的」這個問題，應該將決定權交給每個人自己去決定。

(二) 在醫學倫理上的應用

1. 效益最大化

效益主義重視行為效益最大化的主張，落實在醫學情境中則呈顯為去追求醫療的最大效益。它代表了我們在對病人進行醫療的過程中，應該去尋求能夠對病人產生最大的醫療效果，且最少副作用

[11] 彌爾認為並沒有所謂的「絕對確定性」存在，人類理智並無法獲得絕對「真」的意見，他更如此說道：「假定全體人類共同執有一種意見，而僅僅只有一人持相反的意見，這時，全體人類要使那一個人沉默，並不會比那一個人要使全體人類沉默來的正當。」參見 John Stuart Mill, *On Liberty*, (London: Penguin Books Press, 1974.), pp. 78-80.

的醫療選擇。效益主義認為即使在兩件都是對的事情之間，也應該仔細衡量它們的效益差別，而做出更具有效益的選擇。此種觀點落實在醫療行為時，則透顯出對病人的醫療，即使有多種方式可以達到恢復健康的目的，但我們仍應該努力去找出那個更具有效果、更能夠避免對病人產生傷害的選擇。例如：開刀和吃藥都能夠使病人重獲健康，我們也應該仔細評估這二者在行為結果上所產生的效益差別，也就是去衡量二者之間，何者能夠提供更有效的醫療，且副作用與負面影響更少。故它表達的是一種在醫療上不隨便妥協的態度，醫療人員需努力維護病人的權益。

2. 尊重自主

效益主義強調個人對自己事務的自主權，認為個人自由只要在不傷害他人的情況下，就不應該受到任何干涉。此種重視個人自由的主張落實在醫學情境中，則保障了個人自主權在醫療行為中的存在價值與意義，它表達出個人乃是自身權益的最佳保護者，病患在接受醫療的過程中，應保有對自己身體的自主權、支配權，讓自己決定是否要接受醫療，以及接受什麼樣的醫療。

3. 重視差異性

效益主義認為我們的判斷應該依從於個別經驗的狀況來加以判別，此種觀點落實在醫學情境中，則表達出醫療人員應該針對個別情況給予不同病人最妥切的醫療。每位病人的生存條件都不盡相同，即使是同一種病症，不同性格的病人面對疾病診治的態度也不同，如何針對病人的個別性給予最適切的治療，便成為醫療人員必須要謹慎面對的事情。例如：在病情的告知上，醫療人員便必須仔細去衡量病人彼此間的差異性，性格悲觀與軟弱的病人，在告知的過程中，便需要更加的謹慎；病人在知識背景上的差異，也影響著我們語彙的表達方式。只有清楚地去辨明病患間的差異性，根據不同的經驗條件給予所需的醫療，如此才能夠突顯醫療的價值。

(三) 對醫學倫理產生的阻礙

效益主義雖然能夠為醫學倫理提供一套可行的行為標準，但在它的主張中，仍有部分觀點是值得我們在落實的過程中必須加以注意的。問題主要呈顯在我們如何認定「最大效益」？以及自身判斷的有效性證明上。

1. 效益的認定標準困難

效益主義認為我們對於行為的擇取應該選擇那個能夠產生最大效益以及最小傷害的行為。但問題在於我們怎麼去界定在醫療中，何種行為比較具有效益？例如：假設開刀與吃藥都可以使某病人恢復健康，其中開刀雖然可以馬上解決病源，但卻需要三個月的復原時間，並且還會造成身體上永久的傷口；而吃藥對身體造成的傷害與負擔雖然比較小，但治療的時間卻比較緩慢。那麼我們應該怎麼去計算這當中的效益差別呢？此外，效益計算的時間點又該怎麼決定？例如：某種醫療可以使病患健康的活五年，另一種則是讓他在身心皆損的情況下活十五年，哪種比較有效益？

是以，純粹由效益來作為行為的判斷標準，有時反而會造成判斷的困難。

2. 效益與正當性的衝突

效益主義強調對最大效益的追求，它重視的是行為的結果，但對於行為的過程以及手段的考量，則沒有那麼的重視，因為對他們而言，效益最大化乃是第一原則，故在某些特殊情況的考量下，他們很可能會認可透過某些不正義的方式來達成最大效益。例如：為了救人而去偷藥的行為，對效益主義者而言，便不是件錯誤的行為。

倫理乃是在追求「善」(Good)，而「善」應該符合於「正當」(Right)的要求，但效益主義卻將「正當」視為是能夠增加「善」的，也就是把行為的對錯判斷，視為能否增加「善」，而「善」對他們而言便是指向產生最大效益。此種觀點落實在醫學情境中，則會呈現某些困難，例如：當病人認為安樂死對他而言是最符合效益的選擇，那麼我們是否應該因此而允許病人安樂死？當「最有效益的決定」卻是背反了醫學救治的精神時，我們又該怎麼面對？

故將「效益」與「正當」區隔開來，取消「正當」對「善」的監督，則很可能使我們做出違反倫理價值的決定。

3. 尊重自主而來的錯誤判斷

效益主義強調個人自由，認為每個人都應該具有自我決定權。這種對個人自由的尊重，援引到其他事例中，或許真正可以體現其價值，例如：我對自己的人生規劃，我應該有絕對的自主權，沒有其他的人可以代替我決定我應該過什麼樣的生活、選擇什麼樣的工作……。但是，這種對個人自主的尊重，將之應用到對於自身的醫療決定是否恰當？當我們不具備醫療專業知識時，我們有可能對這些醫療進行真確的價值判斷嗎？我們有辦法從中選擇出對我們自己最有利的醫療方式嗎？在醫學領域中去無限擴大個人自由似乎並不恰當，因為醫學所關涉的乃是健康，對於健康並不存在著這麼多的空間讓我們在當中進行自由選擇。

二、義務論

(一) 基本倫理主張

義務論(Deontology)主要建基於康德(Kant, 1724-1804)的倫理學，其觀點大致可分為以下幾個要點：

1. 「目的王國」

所謂的目的王國指的是每個人都應該被視為目的，而不是工具。也就是說，人類不可以被用來作為我們達到目的的手段，因為，人乃是一個理性的行為者，他們具有本質的價值，例如：有尊嚴。我們必須尊重他們的理性，讓他們自己為自己來做出決定。而不是去操縱他，使他來達成我們的某些目的。

「人（以及每一個理性存有者）就是目的自身，也就是說，人不能被某個人僅僅是作為手段來使用，……我們人格中的人性，對我們自己來說，乃是神聖的，……因為人是道德法則的主體。」[12]

義務論重視過程的合理性，反對為了任何利益而將個人應有的權利給抹煞。

[12] Immanuel Kant, *Critique of Practical Reason* (Indianapolis : The Bobbs-Merrill Company Press, 1956) , p. 132.

2. 反對建基於經驗的法則

康德認為我們進行判斷時，不應該受到任何經驗法則所影響，而應該純粹地透過實踐理性來進行判斷，他說：

「你應當如此行為，以使支配你的意志的準則能夠同時成為一個普遍的法則。」[13]

所謂的準則，指的是一種主觀的、個別的標準，它只對這個主體有效。而法則則是一種客觀的、普遍的標準，它能夠不受個人好惡所影響，而對所有人都有效。也就是說，當我們進行決定時，我們不能僅依憑自身的好惡去為行為做抉擇，而應該站在一個為普遍人都有效的角度去思考。例如：自殺是否可行？以康德的說法而言，我們只需要去思考自殺這個行為是否可以推諸到所有人的身上，若是可以讓所有人都如此做，則自殺便是可行的行為。但事實上我們知道，當世界上所有人都自殺時，則人類便會因而毀滅，因此，我們得出自殺這個行為並不能成為一個普遍法則，它並不能適用於全人類，讓他們都如此做，故自殺是不可行的。

他認為透過後天經驗而來的準則，並不能夠作為我們實踐的法則，因為它是建基在主觀經驗的感受上，因此，只對這個主體有效，不見得對其他主體也能產生同樣的感受，是以，不能作為法則[14]。而且根據經驗而來的道德原則，會因著行為者自身好惡的影響而具有

13 *Critique of Practical Reason*, p. 30.

14 *Critique of Practical Reason*, pp. 19-20.

變動性，故康德主張排除一切經驗因素，而由純粹形式來決定道德法則：

「一個理性存有者若要將其準則作為一實踐的普遍法則，他只有在一種情形下可能，即以行為準則的形式來決定，而非以其內容來決定。」[15]

3. 自由乃是呈顯在自律而非他律

所謂的「自律」，康德認為乃是一種對自由的真正表達。由自己替自己立法，乃是由一種積極的角度去理解「自由」，由我們自己給自己頒布命令，去遵守道德原則。而「他律」指的是由一種外在的約束力量促使我們去遵守某些道德規則。這種「他律」，很容易產生一種任意的他律，也就是我們很容易會基於某些衝動或愛好，而決定對某些規則遵守與否。例如：若我們認可「開車不可闖紅燈」的這項法律，則在行車時，便會願意自願去遵守這項法律，儘管沒有警察在旁邊，遇到紅燈時，也會自主的把車停下來。但是，若我們不認同這項法律時，而只是因為法律的外在約束力，使我們暫時不敢違反這項法律，則很有可能當沒有警察或監視器時，我們基於為了貪快，可能會願意冒險違反這項法律，以完成自己的利益。而只有當我們自己替自己立法，清楚地認可這些行為規範乃是一個理性自由人所應該遵守的規範時，我們才有可能確實遵守它，而不會因著法律約束力的降低而伺機而動。他律的問題就在於它很容易被我們鑽法律漏洞，而去背反它。

[15] *Critique of Practical Reason*, p. 26.

除此之外，用來決定我們實踐理性的道德法則，必須是要獨立於所有的因果性法則之外的，它完全不受到其他原則所支配。也就是說，個人或社會的既有價值判斷並不能影響我們實踐理性的判斷，也只有在這樣的情況下，我們才能說「自由」。否則，我們便常會不是根據事情本身，而是根據它在實際情境的現實性而做出的考量。這種時候，我們不能說自己是自由的，因為我們所以為的自由的決定，實際上已經被那些現實因素所控制及決定了。例如：對事物的某些偏愛，會使我們做出不客觀的決定。

(二) 在醫學倫理上的應用

1. 尊重個人權益

義務論將每個人都視為目的而非工具，此表達出對個人的最高尊重。在醫學領域中，最應該被我們所關注到的便是這樣的觀點：「每個人都是一個獨立的整體，有自己完整的人格必須被尊重」。因此，在醫療的過程中，醫療人員必須因此而知道病人是一個完整的個體，他除了有身體上的病痛之外，他還有心靈上的感受必須被關注。在進行醫學研究時，恢復病人的健康應該是我們的唯一目的，病人不應該作為我們達成其他目的的手段，我們不應該為了其他利益的考量，而對病人的權利做出任何的折損。亦不可將病人視為研究的工具與對象，或出於自身研究或經濟因素上的考量，使病人接受不需要的醫療。

2. 重視過程的合理性

相較於效益主義對於行為結果的重視，義務論特別強調過程、手段的合理性。也就是我們不能透過不正當的方式去獲取那些能夠產生效益的行為，例如：不能為了醫學研究，而讓病人做不必要的人體實驗。羅爾斯(John Rowls, 1921-2002)在其《正義論》一書中更明言：

「每個人都擁有一種基於正義的不可侵犯性，即使是以整體的社會利益之名，也不能將其推翻。」[16]

3. 道德的內在化

義務論強調道德上的自律，也就是自己頒布命令給自己，讓自己去遵守，而不再用一種外在的約束力量來迫使我們去遵守道德原則。此種對個人自律的強調，落實在醫學倫理中，正可作為醫療人員醫德的真正展現。我們都清楚的知道，道德乃是一種內在約束力，相較於法律等外在約束力而言，內在的約束力會促使我們即使在沒有外在壓迫下，也會願意去遵守道德行為。而在醫療關係中，確實有很多部分是無法透過外在的約束力量來使之落實的，例如行善原則，便無法透過法律來強制要求醫療人員執行。但透過義務論所強調的自律，以及要求將個人化的「準則」轉變為普遍化的「法則」的這種要求下，當我們在行為的過程中，能夠以一種推己及人的方式去思考自己行為的普遍性意義，此有助於醫療人員願意去落實行

[16] John Rawls, *A Theory of Justice* (Oxford : Oxford Univ. Press, 1971) , p. 3.

善等倫理善行。因為我們在行為的過程中會去思考能否使此行為成為普遍性的法則，故較能學習站在一種客觀的角度來審視自身行為的合理性。

(三) 對醫學倫理產生的阻礙

1. 對個人經驗的排除

義務論強調由行為的形式來決定，而非內容來決定，以確定我們能夠在絕對自由的情況下，而非身心受到某些經驗的限制下來做出決定。但面對醫療問題，身心上所遭受到的病痛是如此切切實實地發生在病人身上，病人很難在為自己進行醫療決定時，還能夠將此經驗感受排除在外，故義務論對醫療關係而言，有落實上的困難。

2. 無法處理個人之間權益的衝突

義務論重視每個人的權益，認為他人或社會都不能以任何名義來踰越個人的權益。但落實到現實情境中，當不同的個人之間產生權益的衝突時，應該如何去進行取捨，則會呈現困難。特別在醫學情境中，常常面對到兩難的情境，例如：墮胎的議題，當胎兒的生存會損及孕婦的生命時，我們應該如何在這中間做出取捨？義務論很難在這之中做出有效的回應。

事實上，不論是效益主義或者是義務論，他們各自都有值得我們援用的道德理論，但同樣的，若我們只堅守在某一個倫理立場裡，而駁斥其他倫理理論的有效性時，則很容易使自己陷入倫理困境中，也無法根據事情做出因時制宜的決定。因此，在醫學倫理的探討中，我們應該保持彈性，以一種開放的態度來檢視這些倫理原則，以使自己能採取一種最符合倫理價值的方式來解決醫學倫理上的困境以及衝突。

第四節 醫學倫理教育的困難

醫學倫理教育的推行已經行之有年了，但在實際醫療關係中，這些倫理教育似乎並沒有獲得很顯著的成效，推究其原因，大致可以歸納成以下幾個因素：

一、「醫學」與「倫理」的特徵不同

醫學作為一門科學，它具有幾個特徵：首先，它要求精確性。在醫療上，一切數據都應該力求精確，以免錯誤的資訊導致錯誤的診療與判斷，故在醫學研究上，是不存在著模糊的地帶，因為它面對到的是人的身體，故毫米之差都不被允許，一切都是清清楚楚、明明白白。其次，它強調實證。在實證醫學(Evidence-Based Medicine, EBM)的訴求下，所有醫療上的判斷都必須藉助於臨床上的科學檢證來證實其效果，而不能是憑空去揣測醫療所可能產生的結果，故在醫學上的知識，都可以被檢驗分析。

而倫理則是一種探究人與人之間關係的學問，它企圖找出一種行為標準來衡量人與人之間相處的規範。兩、三千年來，有許多倫理學家嘗試把倫理問題給述說清楚，企圖找出一套能為所有人所共同接受的行為規範，但幾乎都沒有辦法獲得很大的成功。為解決倫理這種不精確性，效益主義者——邊沁與彌爾便曾嘗試以科學的方

式來處理道德的問題，企圖將道德標準給量化，他們將行為對錯的判斷，歸結到對行為結果所產生的快樂以及痛苦的計算，希望透過我們在每個行為中所產生的快樂值以及痛苦值的加減計算，找出能夠產生最大快樂以及最小痛苦者。這種嘗試雖然使道德標準被量化，使我們能容易的在行為間進行比較與擇取，但他們卻忽略到心理上的快樂、痛苦的感受是很難被計量的，例如：我所覺得的「很快樂」與你所覺得的「很快樂」，究竟哪一個比較快樂？誰的快樂數值比較大？這恐怕很難被量化與比較吧！

因此，效益主義者這種以科學的方式來處理道德問題的嘗試，仍然是失敗的。道德仍然不能透過科學的加減運算而獲得其真確性的表明。醫學與倫理雖然所面對的對象都是「人」，但他們所要處理的面向卻有很大的不同，他們處理問題的角度與方式亦有很大的差別。

追求精準的醫學，遇到了無法被量化的倫理，會產生什麼結果呢？對每個受過長期專業醫學訓練、且一直被要求醫療判斷必須精準確實的醫療人員而言，對於無法被清楚計算與衡量的道德標準與行為時，相信都很難適應兩者間要求的差異。畢竟在過去多年的醫學專業養成過程中，他們的訓練就是精確再精確，故，一旦面對無法被量化且清楚計算的倫理原則時，產生的混亂與無力感必定非常的大。一種較好的反應是他能對這種差異採取尊重的態度，並認同這種差異性，因此能抱持著努力學習的態度去理解醫學中所面對的倫理問題；但較糟的情況卻可能呈現為面對倫理無法符合他過去所接受的訓練要求，以及違反他所認可的價值標準，因此對倫理規範嗤之以鼻。遺憾的是，忽視倫理價值的情況卻是比較常出現的情況。因為醫療人員往往很難打從心理去認可醫學倫理的存在價值，以致於當他們面對醫學倫理教育時，很容易把它當作一種表面形式，一種必須修習的學分，而不是把這些醫學倫理的要求，內化到他的醫療行為之中。[17]

面對差異性，我們所抱持的態度應該是開放的，我們應該明瞭不同的學門間，因著研究對象不同、研究問題不同，而有著不同的內涵與標準。每個學門都有它存在的價值與理由，我們不應該短視地只看到自己專業的價值，而忽略其他專業的價值，各個專業都應該因著它所面對的問題，而獲得其崇高性證明。

是以，醫學倫理教育所面對的第一個困難就是：如何讓醫療人員理解「醫學」與「倫理」各自的存在價值，並弭平這種特徵上的差異所造成的學習困難。我們應該避免以一種教條、表面形式的方式來進行醫學倫理教育，而應該將倫理要求內化到我們的醫學教育之中，讓它們之間能夠更緊密地結合，如此才有可能使醫療人員在進行醫療行為的過程中，同時考量到倫理的需求。因為，倫理若只是種外在的標準與形式，則很可能在醫療的過程中容易被醫療人員輕忽遺忘，面對衝突時，也很可能忽略當中倫理的呼求。

二、「理論」與「實踐」不存在著必然連結

倫理的價值就在於實踐。相異於其他哲學範疇，倫理是屬於應用的哲學，它的價值只有在被實踐之後才存在。單憑理論的完美，

[17] 戴正德便指出，在談到醫學與道德的關係時，通常醫學會有三種不同的否定反應：(1)自大者的心態；(2)絕棄者的心態；(3)懷疑者的心態。參見戴正德，《基礎醫學倫理學》（台北；高立圖書有限公司，2004），頁14。

是無法獲取任何道德上的價值的。這表明了對於倫理問題，只是去理解它是不足夠的，更重要的是，我們要去實踐它，使它落實下來，如此才有意義。例如：我們對於什麼是公平、正義，有清楚完整的認識，我們知道當面對所有相關人時，我們應該秉持公平正義的精神，但落實到實際情境時，我們卻總是以一種自私自利的態度去獨厚自己愛的人。儘管我們能夠說出再完美的正義理論，無法將這些理論落實，其效果等於零。

對於理論的一百分理解，也不能證成實踐上的一分。因此，醫學倫理教育所面對的第二個難題便是：如何將其「理論」與「實踐」良好地聯繫起來，使我們在理解了倫理的規範之後，能夠進一步地願意去實踐這些倫理規範，使倫理教育不再只是課堂上、書本中的知識，而是成為一種我們行為的驅動力。而這個部分，有賴於道德情感的教育以及生命教育的幫助。

問題討論 ?!

1. 你認為以違反醫學倫理的方式從事醫療行為，會產生什麼問題？
2. 請試著描述出一個沒有倫理的社會，你覺得它會是什麼樣子？又，若你生活在這樣子的社會裡，你的感覺如何？你會覺得比較幸福嗎？
3. 你能否舉出在醫療上違反醫學倫理的行為有哪些？
4. 效益主義和義務論的主張其根本差異為何？你認為何者對醫學倫理較有幫助？
5. 若我們要制定「病人義務法案」，你會訂立哪些病人的義務？
6. 若我們要制定「醫師權利法案」，你又會訂立出哪些醫師的權利？

Chapter 2

醫學倫理的基本原則(一)

本章摘要

本章主要探討下列議題：

一、不傷害原則其意義為何？所謂的「不傷害」指向什麼？

二、不傷害原則在醫學倫理上的價值為何？

三、自主原則其意義為何？病人是否應該具有自主權來決定自身的醫療？

醫學倫理因著它關涉的對象不同、關注的問題不同，因此，有了幾條必須特別遵守的基本倫理原則，以協助醫學專業人員能夠藉此建立正確的行為規範，以體現其專業倫理的精神。這些原則主要為：不傷害原則、自主原則、效益原則、正義原則、知情同意原則、行善原則、誠信原則等七條。而在本章及下一章中，將針對這七條基本原則進行探討。探討的焦點將擺放在：

1. 這些原則所代表的核心意義為何？
2. 這些原則在倫理上具有什麼樣的價值？它在醫學倫理的重要性是什麼？
3. 這些原則會面臨什麼問題的考驗？在實踐上會產生什麼樣的困難？

本章期望透過這三個面向的討論，來釐清這些基本倫理原則在醫學倫理上的存在價值與作用。

第一節 不傷害原則

不傷害原則乃是醫學倫理的原則中，最基本與首要的原則。它是我們在進行醫療行為時，首先必須被遵守的原則。也就是不論我們對病人的救治是否能夠達到醫療的效果，但最至少，我們不應該再增加對病人的傷害。不傷害原則同時也是一個消極的原則，其表達的形式為：「不能⋯⋯」、「不應⋯⋯」。

一、核心意義

不傷害原則最基本的意義就是「不要造成病人的傷害」，但在理解這個原則的時候最容易產生的問題便是：什麼是「傷害」？什麼樣的醫療行為會造成病人的傷害？

一般當我們在理解不傷害原則時，我們很容易將焦點擺放在不要造成病人「身體」上的傷害，但卻常會忽略我們可能造成病人身體之外的傷害。「人是一個整體」這句話說來輕巧又簡單，但能夠完全意識到人真真正正是一個整體卻很困難，特別在西方醫學的專業訓練下，「人」已經被支解成很多個部分，對很多醫療人員而言，他們的專業訓練已經使他們很習慣用各個身體的部分來組合成一個完整的人，而不再是由一個完整的人去看他們身體個別的部分。也因此，當他們面對不傷害原則時，很容易只看到它對身體的傷害，而容易忽略它對於人的心理層面所產生的傷害。

> 「整體性原則，它要求醫務人員在診療的過程中把病人作為一個統一整體，……。所謂整體，就是生理、病理、心理的統一，是生物生命與社會生命的統一。」[1]

若我們由自身曾經受到傷害的經驗去進行反思，或許有助於我們去把握到不傷害原則的真正指涉。當我們感受到別人對我們造成傷害時，這些傷害都是來自於身體上的傷害嗎？答案當然是否定的。別人對我們所造成的傷害來源，有一部分的確可能是來自於身

[1] 李本富、李曦，《醫學倫理學十五講》，（北京：北京大學出版社，2007），頁 107。

體上實質的傷害，例如：毆打、肢體衝突所造成的傷口；但有一部分則可能是來自於情緒上的傷害，例如：責罵、爭吵等來自語言暴力所造成的心理創傷。然而還有一種傷害，它更加地隱諱但所造成的創傷卻可能更加深沉且難以復原，那便是來自精神上的傷害，例如：冷漠的對待所產生的失落感、鄙視眼神所造成的自卑感等，這些行為，都會使人產生受傷的感覺。有時候，甚至只是一個輕蔑的笑容，都有可能對我們的心理造成極大的創傷。這些傷口當中，有些傷口容易好，有些傷痕卻無法輕易抹去，特別是心理上的傷口，需要更多的力氣來加以復原。

讓我們回到醫學倫理的情境中，同樣的，醫療行為會對病人產生的傷害形態也就不再單純的只是指向身體上的傷害，更嚴重的傷害可能來自心理上的傷害、精神上的傷害。

新聞案例討論

【2002 年 11 月 30 日報導】台北縣土城市某婦幼醫院的黃姓護士在昨天上午為新生兒注射 B 型肝炎疫苗時，錯打成肌肉鬆弛劑，導致七名新生兒呼吸困難、心跳微弱、沒有意識，經緊急轉送鄰近醫院急救後，一名女嬰仍然不治死亡，而其他六名嬰兒的生命已挽回，目前仍在醫院觀察。黃姓護士說，她從冰箱拿出針劑時曾覺得不對勁，詢問其他護士，另一名護士則說可能是換了包裝，因此，她才放心地為新生兒注射。但李姓護士則說，她放這些肌肉鬆弛劑在冰箱時，為了怕護士誤用，還曾立了警告牌。

請問在此事件中，你認為他們違反了哪些倫理原則？

具體而言，不傷害原則在身體上主要指向幾個部分：

1. 醫療人員不應該對病人造成不必要的傷口

例如將手術工具遺留在病人身體裡、開錯手術部位、打錯針等。

2. 醫療人員不應將病人置於危險的境地

例如醫療環境的不安全，以及不衛生的醫療器具等。

3. 醫療人員不能造成病人的死亡

這乃是最基本的要求。醫學存在的理由，便是在於「救死扶傷」，因此，導致病患死亡乃是最嚴重的錯誤，它不僅造成病人失去生存的機會，更使醫療人員違反其基本存在的價值。

身體上的傷害因為所造成的結果非常明顯，因此比較容易被我們感知到，也比較容易被我們所避免，但心理與精神上的傷害，因為造成的傷口並非外在的，而是很深層的，因此大多時候我們容易對其加以忽略，有時候，我們甚至從頭到尾都無法意識到自己的行為對他人所產生的傷害。

不傷害原則在心理與精神上所面臨的傷害則指向：

1. 醫療態度不佳

例如醫療過程中，對病人的態度過於冷漠，以致使病人產生不舒服、受輕視的感受；或者醫療態度過於自信與權威，而忽略病人對病情所可能產生的疑惑與不安，這些都會使病人有受傷害的感覺。

2. 表達方式過於粗糙

例如在告知病情時，面對嚴重病症的告知，其用詞與態度不夠婉轉，而造成病人心理上的恐懼、焦慮與絕望感。或者在治療過程中，對病人採取嚴厲的責備語句，都可能對病人產生傷害。

3. 身體語言上的傷害

有時對病人心理與精神上的傷害，不須透過語言也可能造成莫大的傷害。特別是面對遭受被污名化病症的病人（如：愛滋病患），醫療人員內心的排斥感也可能透過肢體語言而對病人造成傷害，例如身體對碰觸病患時所產生的疏離動作等。此外，對弱勢族群的病患表露出輕蔑的眼神等，均會造成病人受傷害的感受。

是以，要完整地落實不傷害原則，首先便應該先釐清其中所謂的「傷害」究竟包含哪些範圍與種類，只有當我們完全把握住傷害的類型與來源時，我們在醫療的過程中，才有可能真正地避免掉對病人所可能造成的傷害。

二、倫理價值

不傷害原則在醫學倫理上，究竟具有什麼樣的倫理價值？落實不傷害原則，對於整個醫療品質到底能夠提供什麼樣的幫助？

1. 不傷害原則的落實，有助於醫病關係的和緩。

就消極層面而言，當醫療人員在進行醫療行為時，若他們造成了病患身心上的損害，特別是對病人造成了身體上的傷害，或者是醫療致死等情況，都有可能使自己陷入醫療糾紛當中。而就積極的層面而言，當醫療人員能夠符合於不傷害原則的要求，照顧到病人整全的身心狀況，如此將使得醫療品質獲得大幅的提升。良好的醫療態度，不僅不會造成病患心理的傷害，反而可以增加病患對醫療人員的信賴感，如此將有助於醫療的進展。

2. 不傷害原則體現了醫療的基本精神。

對醫療人員而言，保護病人不受到任何醫療過程中的傷害，乃是最基本的要求，它是醫療的本質。醫學之父希波克拉底(Hippocrates, 460-370 B.C.)在其《流行病》一書中對醫生們說道：

「至於疾病，要形成兩個習慣——提供幫助或至少不做傷害。」

可見對醫療人員而言，不對病人造成任何傷害乃是其醫療的最基本要求。

3. 清楚地把握到「傷害」的類型，表達出醫療人員對於醫療主體——「人」的完整理解。

也就是說，他們不再是用侷限的眼光只注意到病人身上的「病」，而是能夠將病人視作是一個生了病的「人」。這表達出我們對病人的理解，不再只是一種病理上的研究對象，而是能夠真實地把握到這個生了病的人，乃是有知覺、有情感的對象，他身體上的疾病，與他心理上的感受乃是一體兩面、息息相關的，也因此任何會造成他心理上的傷害，都與身體上的傷害一樣，必須被我們所避免。希波克拉底說，醫療包含三個部分——疾病、病人、醫生，而醫生在這之中的角色是僕人。是以，我們可以知道，病人乃是整個醫療行為中的主要服務對象，他才是醫療的主體與主要關涉者。只有當醫療人員能夠很好地把握到對病人應盡的義務與應有的態度時，醫療行為才能獲得完整地落實。

有些角色，是透過成就自身來達到自我存在價值的體現，例如：演員，當他充分地掌握到劇中的角色時，他因此獲得其角色價值的證明，我們會因此認可他是一個好的演員；或者如藝術家，其角色的存在價值都端視其是否能在他們的作品中充分表現自我，當他們如此做時，我們認可他們是一個好的藝術家。但有些角色的存在價值，卻是得透過成就他人來獲得證明。例如：一個好的老師，必須是透過他是否能良好地教育學生來獲得證明。若他的教育無法對學生產生任何正面的影響，則儘管他學識如何淵博，我們充其量只會承認他是一個好的學者，但卻不可能認同他是一個好的老師；同樣的，一個好的醫生也是透過「成就病人」來證明。若病人在被醫療的過程中感受到傷害，則儘管這位醫生醫術如何高超，我們仍無法認同他是一位好的醫生。

三、由理論到實踐的挑戰

在這個部分中，我們將探討不傷害原則在落實與實踐的過程中，會遭受到什麼樣的困難以及問題的挑戰，並期望透過這些問題所產生的衝突，協助我們進一步地理解不傷害原則在醫學倫理上的意義。

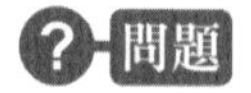

當某些醫療行為必然地會造成病人身體上的傷口或心理上的緊張時，是否亦是屬於違反不傷害原則？

關於不傷害原則，最常受到質疑的便是：當我們的醫療行為，不可避免地對病人造成身體與心理上的傷害時，我們真的違反了不傷害原則嗎？對於這個問題，答案當然是否定的。不傷害原則雖然是一個基本的原則，但它卻不是一個絕對的原則，它有其例外的狀況，例如：為了恢復病人的健康，所進行的開刀手術。為了幫助我們進行正確的判斷，倫理學家提出了所謂的雙重後果原則(principle of double effect)來協助我們判斷。

倫理主要的目的在於「趨善避惡」，也就是應該多做些好的善行，並避免做出不好的惡行。而雙重後果原則主要是說，當某個行為所產生的結果不單只有一個，而是有善有惡的時候，我們不必馬上放棄這個有惡果產生的行為，而是針對以下幾個檢驗的標準來衡量。若他們能夠符合以下幾點的要求，則儘管這個行為有某些惡果產生，但這個行為仍能夠被我們所接受。此四個標準為：

1. 行為的對象必須是善的，或者至少是中立的，絕對不能是惡的。

也就是我們的行為，不能是為了一個不好的對象而存在。

2. 善的後果應該是由行為直接產生的，絕不能在惡的後果之後才產生。

也就是說我們不能用惡來作為獲得善的方法（也就是不能為達目的不擇手段）。

3. 惡的後果不應作為我們行為的「目的」，它的產生乃是一種不可避免的容忍而已。

所以，惡的後果應該只是一種「副作用」，不應當被作為主要目的。我們的主要目的必須是善的。

4. 為容忍一個惡的後果的產生，在善惡後果之間，應該有一定的比例和充足的理由。

也就是說，不能為了一個微不足道的小善，而容忍重大的惡。[2]

讓我們回到前面的例子，來實際檢證看看：「開刀」這個行為是否真的違反了不傷害原則。開刀必然會造成我們身體上的傷口，亦會使我們產生心理上的恐懼，但若我們是為了恢復健康，因此才進行開刀手術，則它符合了雙重後果原則的四個標準的要求：

1. 開刀的主要對象乃是為了「恢復病人的健康」，這個對象乃是善的，而非惡的。

2. 「恢復病人的健康」的這個善的後果，乃是透過開刀這個行為直接產生的，而不是透過傷口而產生的。

也就是說，開刀這個行為主要指向是恢復健康，傷口只是不得已而被附帶產生的。

3. 開刀所產生的傷口，也就是這個「惡」的後果，乃是為了獲得健康而產生的副作用，它並非是我們開刀的主要目的。

4. 對於恢復健康這個「善」而言，傷口的這個「惡」乃是在可以忍受的範圍之內。

因此在此情形下，開刀這個行為乃是符合雙重後果原則，它因此並不算是違反不傷害原則。

[2] 王臣瑞，《倫理學》，（台北：台灣學生書局，1980），頁 80-84。

但這個檢測的標準仍有其他的但書：

1. 當我們的行為必然會連帶的產生某些「惡」的結果時，它必須是出於不得不的抉擇。

也就是說，當有另一個行為可以產生同樣的善的結果，且不會有惡的結果一併產生時，或者所產生的惡比較小時，我們當然應該選擇後者。也因此，前面的例子裡，若使病人恢復健康可以透過開刀、吃藥與飲食控制這三個途徑，則我們便不應當再選擇開刀這個選項，因為它會使病人遭受到不必要的痛苦。

2. 這個抉擇必須是出於善意，而不能出於其他因素的考量。

也就是我們不能基於其他經濟效益或者自身利益的考量而做出會使病人遭受傷害的選擇，例如：為了賺取醫療費用或者是個人醫學研究而對病人進行不必要的開刀，在這種考量下，儘管開刀這個行為仍然可以使病人恢復健康，但它仍算是違反了不傷害原則。

第二節 自主原則

自主原則，依照字面上的意義，最簡單來講便是讓病人自己作主的原則。它是當前被討論最多，也最被重視的一條原則。故釐清自主原則的倫理內涵，在醫學倫理教育中乃是非常重要的。

一、核心意義

十九世紀隨著醫藥的進步，醫病關係形成了所謂的父權主義(Paternalistic)式的結構，此種模式強調醫師的絕對權力，病人對自身病情沒有自主權，多由醫生代為決定（醫主原則）。然而，此種決策模式非常依賴於醫師的「善意」，若我們無法保證醫師在進行決策時，能夠完全以病人的最大利益為主要考量，則我們很難確保病人的權益不被侵犯。二次世界大戰時的納粹醫師就是最好的例子。

因此，自二次世界大戰之後，病人的權利開始獲得重視，並藉由法規的訂定被落實下來。例如：1946 年的紐倫堡規約(the Nuremburg Code)、1948 年的世界人權宣言(Universal Declaration of Human Rights,UDHR)、1964 年的赫爾辛基宣言(Declaration of Helsinki)等，均強調病人在醫療上的知情同意與自主權。

我國則在 1989 年通過「安寧緩和醫療條例」同意讓末期病人有權利簽署放棄急救同意書(Do Not Resuscitate, DNR)，以使自己不會遭受不必要的痛苦。2019 年更進一步實施「病人自主權利法」，擴大並確保病人的自主權範圍[3]。

3 「病人自主權利法」，較「安寧緩和條例」增加了：（一）在適用對象上，除了原先的末期病人外，新增四種臨床條件，包含不可逆轉之昏迷、永久植物人、極重度失智、其他經中央主管機關公告之重症。（二）在拒絕和撤除維生設備的部分，由原先的拒絕心肺復甦術(CPR)、維生醫療擴增至「心肺復甦術、機械式維生系統、血液製品、為特定疾病而設之專門治療、重度感染時所給予之抗生素等任何有可能延長病人生命之必要醫療措施。」

但「法律」上對病人自主權的保障與自主原則在「倫理」以及實際醫療場域的運作上究竟可以行使到什麼程度？它所引發的討論也更多。首先，自主原則必須面對這樣的質疑：

1. **所有的病人對於自己的身體以及所受的醫療都具有自己作主的權利嗎？**
2. **對於那些不具備醫學知識與背景的病人，我們真的應該給予他們醫療上的自主權嗎？他們真的能夠做出對自己健康最正確的決定嗎？**
3. **身體是病人的，我們有理由反對他們擁有對身體上的自主權嗎？**

事實上，上述問題所產生的衝突，正足以凸顯出自主原則所要揭示出的意義。在整個醫療的決定過程當中，有兩個主要對象，一個是醫療人員，一個是病人本身。對醫療人員而言，他們具有提供病人相關醫療資訊並提供適當醫療的義務，為此他們在過去花了非常多的精神與心力來從事相關專業的養成訓練，以使他們能具備足夠的知識與技能，為病人提供良好的醫療服務。而對病人而言，在這個醫療關係中，則屬於一個依賴者的角色，對大部分的病人而言，他們幾乎都不具備專業的醫學知識與訓練。因此，在整個醫療決定中，病人乃是屬於相對資訊的弱者，只能依賴醫療人員提供專業的資訊與服務。但這種「提供者與依賴者」的關係模式，卻不必然帶出「決定者與服從者」的結論，病人在整個醫療的過程當中，基於對他個人的尊重，他仍應享有對於身體所遭受醫療的決定權。

或許對大多數的醫療人員而言，他們會有這樣的質疑：病人並不具備專業的醫療知識，他們怎麼能夠對自己的醫療做出正確的決定？也因此，在臨床上我們常可見到的便是醫療人員習慣先為病人做出他們所認可的最好的醫療決定。因為他們認為病人並不能夠確實地瞭解到什麼對他們而言才是最好的決定。而面對病人對於病情以及醫療上的詢問，有時也會顯露出不耐煩或覺得不必多做解釋的態度，因為他們認為病人並沒有足夠的專業知識背景來理解整個病理的問題，因此說了也只是多費唇舌。

確實，醫療人員會對病人有這樣的反應並不難理解，畢竟龐大艱深的醫學知識，有時實在很難用簡單的三兩句話就能夠清楚的說明清楚，特別是對那些並不具備任何醫療知識的病人而言。但我們卻也不能因此而忽略到病人想理解自己病情的渴求。在病人「想理解」自己的病情與病人「是否能夠理解」自己的病情之間，儘管存在著懸殊落差，但我們卻不應該因為他們不能夠理解，便讓他們喪失對自己病情「知」的權利。對病人而言，不論他們「能夠」理解多少，每個人對於發生在自己身上的病症，還是會非常渴望去理解與明白，沒有人會不希望知道自己身體上到底發生了什麼事。

正是基於病人的這種渴求，自主原則因此逐步地在醫學倫理中佔有重要的地位，它正是體現了醫療的基本精神，因為，醫療活動的主要指向，仍是以病人為首要服務對象，它是以病人為主體的醫療。所以，病人的需求儘管困難，或者這種告知與解說可以預見終將徒勞無功，但醫療人員仍應該盡其最大心力去嘗試對病人進行病情的完整告知，以解決病人想知的需求。

也因此，醫病關係中的兩個主要對象——醫療人員與病人——他們之間的關係就不再如早先醫療的父權主義時代那樣地呈顯出一種從屬關係，而是變成一種朋友、夥伴關係。他們一起完成「醫療」

這個行為，對醫療人員而言，他們提供專業知識與技術，對病人而言，他們做出最後的醫療決定。

「醫患關係是一種信託關係，它指的是醫務人員和醫療機構因為受到患者的信任和委託，來保障患者的健康利益不受損害，並且有所促進而與患者形成的一種關係。……這種信託關係是建立在獨立人格的基礎上的，是一種平等的關係。」[4]

然而，是否所有的病人都享有醫療上的自主權呢？

自主原則存在的理由，乃是出於對個人自由的一種尊重態度，它將醫療上的決定權由傳統的醫療父權主義，也就是由醫生代理決定，轉變為讓病人自己作主，即醫療人員在對病人進行任何醫療之前，都必須先取得病人的同意之後才能施行。但是否每個病人都應該享有醫療上的自主權呢？例如：當一個三歲的小朋友發了高燒，醫生在幫他打退燒針前，若出於自主原則的要求而對小朋友進行醫療同意的詢問，我相信應該沒有一個小朋友會乖巧地要求醫生趕快幫他打針，好使他能夠趕快退燒恢復健康。正常可預見的情況都是小朋友哭鬧著不要打針。若我們以為遵守了自主原則的要求，真的順從了小朋友的拒絕而不幫他打針，這種行為才是違反了醫學倫理的價值。因為小朋友不願意接受打針的原因，不在於他們能夠選擇對自己身體最有益的醫療，而是在於他們不具備足夠的理性能力去分析與預見醫療所能帶給他們的幫助。

4 李本富、李曦，《醫學倫理學十五講》，頁 51。

因此，並非所有的人都應該具有在醫療上自己作主的權利。這種權利只能夠開放給具備理性的自由人。也就是說，當我們的理性不足以做出正確判斷時，我們是不具備決定權的。在這種情況下，那些未成年者、嚴重的精神病患者、智能不足者、昏迷者、醉酒者等，皆不具備醫療上的自主權。但這些人的自主權卻非因此而讓渡到醫療人員身上，而是轉介到其代理人來為他做「代理決定」。

同樣的，當我們不自由時，也是不具備決定權的。這裡所說的不自由，共指向兩個部分，一個是身體上的不自由，另一個是心靈上的不自由。前者指的是當身體的自由受到箝制而被迫做出的醫療決定，是不具備意義的，例如：被恐嚇要脅進行某些醫療、強制其身體來進行某些實驗；後者則指向心理上受到強迫的不自由，例如：一位醫生故意誇大危險，通過欺騙、嚇唬等不正當的手段使得病人同意他提供的治療，這就已涉及言詞強迫（即欺騙）。或者是威脅中止已經提供的治療，除非病人同意接受一項醫生認為適宜的治療手段，這也是一種強迫的形式（此即通過威脅廢除契約）[5]。透過強迫而做出的決定，並不具有自主的意義。故並非所有的人都享有醫療上的自主權，只有在身心都完全自由並且理性能力充足的情況下，病人才能夠行使自主同意權。

最後，病人的自主決定要真正的具有意義與價值，還有一個條件必須被滿足，那就是他必須事先被告知完整的醫療相關訊息，之後再做出的決定才具有意義。

---

5 H.T. Engelhardt, Jr.著，范瑞平譯，《生命倫理學基礎》，（北京：北京大學出版社，2006），頁 310-311。

在自主原則中，告知乃是屬於醫療人員應盡的義務，前文述及病人儘管不具備專業的醫學知識，但是對於發生在自己身上的病痛，仍是有想要知道的欲望，因此，醫療人員應該儘可能地以病人能夠理解的方式，告知病情以及所可採行的醫療方式，讓病人在獲得充分的資訊下，為自己的醫療做出最好的決定。

在醫療人員告知的這個部分，必須注意以下部分：

1. 告知的方式應以病人所能理解的語彙來進行說明。

每位病人因著文化差異以及環境背景的不同，對病情的理解能力也會有所差異，特別是不具備任何醫學背景的病患。因此，在告知病情的過程中，過多的專業術語應該儘可能地避免，並儘量以病人所能習慣的語彙模式來與之進行溝通，方能收到較好的成效。

2. 告知的內容應將所有可行的醫療方式均完整地告知，不能先行替病人做出自己所認為的最好醫療方式，而對其他可能的醫療方式閉口不提。

關於這個部分，我們所要強調的是：醫療人員的告知，不應該先行預設任何立場，也就是不應因著自身的價值觀、宗教觀、倫理觀、文化觀等，而在告知的過程中，預先做出擇取，例如：一位虔誠的天主教徒的醫生，在面對一位妊娠異常的孕婦時，墮胎的選項就不應該預先被排除在外；或一位堅信人的價值在於面對痛苦考驗的醫生，當他面對癌症末期病患的痛前用藥時，他所選擇的劑量就不能過低以造成病患不必要的痛苦。換句話說，醫療人員應該跨越學派間的隔閡、文化與價值觀的差異，為病人提供全面性的醫療方針，並客觀地為各種治療方式做出成效評估，以提供病人進行選擇，而不是預先做出主觀的篩選。

3. 告知應涵括醫療方式的種類、可行性、危險性、成功率、副作用以及併發症等項目來進行完整地告知。

在告知可行的醫療方式時，醫療人員應同時告知這些醫療方式所會造成的影響，包括進行這項醫療所能達到的成功機率有多少？引起的併發症或後遺症有哪些？機率又是多少？以及進行這些醫療的危險性高低、不進行這些醫療的危險性又有多少等，都應該誠實且完整地告知。我國的醫療法第六十三條，便明文規定了醫療人員應該告知的範圍：

「醫療機構實施手術，應向病人或其法定代理人、配偶、親屬或關係人說明手術原因、手術成功率或可能發生之併發症及危險，並經其同意，簽具手術同意書及麻醉同意書，始得為之。但情況緊急者，不在此限。」

在這個條文中，清楚地指出要為病人進行手術，應該要在手術前先請病人簽署手術同意書及麻醉同意書，而其中非常重要的是，在簽具之「前」，一定要先讓病人瞭解進行手術的理由，以及這個手術的成功機率以及危險性，還有可能產生哪些併發症等相關資訊，等這些項目都完成之後，病人再行簽署是否同意接受此項手術。

當然，在這個部分會有一個難題產生：即對於副作用所產生的傷害，醫療人員應該告知到什麼程度？是百分之一的風險就要告知，還是千分之一的風險就不告知？因為對大部分的病人而言，他們由於缺乏相關的專業知識，因此，無法對他們所要面臨的醫療其所產生的效能以及引發的副作用之間做出專業且正確的評估與判斷，因此很有可能畏懼於某醫療所產生的微小副作用，而拒絕接受這項對他可能非常有利的醫療。面對這種問題產生的可能性，醫療人員應該如何面對？基本上我們認為告知到什麼程度，應該交由醫療人員的專業判斷，只是在此我們所要強調的部分乃是在於：醫療人員在告知醫療方式的過程中，應該屏除個人的偏見，儘可能地以一種客觀以及全面的態度去審視各種醫療方式的可行性，並誠實地對病人進行告知，使他們能夠做出最符合自身需求的醫療選擇。

4. 告知時的態度(特別是告知壞消息時)，應儘可能發揮同理心，在告知實情之餘，又能使病患對病情保持「恰當的」信心與希望。

當醫療人員在告知病情時，其所使用的語彙、語氣、表情等，有時對病人所造成的影響會遠比內容本身更加深遠。因為病人或許很難對這些專業的醫學知識有直接、具體的瞭解，因此，他可能透過對醫療人員語氣、表情的觀察來幫助他們理解病情的內容。故，醫療人員在告知時，應以病患能夠接受的程度來做出調整，當面對情緒狀態不佳的病患，可以先不予告知實情，之後再另尋適當的時機以及管道來進行告知。

在告知壞消息時，也應該盡量讓病人在理解相關病情資訊時，仍能保持對病情以及治療的希望，以避免病人在過度灰心喪志的情況下，放棄治療的機會。但是，給予病人的「希望」必須是「恰當的」。過度樂觀的病情告知，有時反而容易導致不良的後果，使病人無法合理地對自己的病情以及生命做出籌劃。甚至當病情不如預期時，亦有可能因此產生不必要的醫療糾紛。故在告知病情的過程中，必須仔細拿捏尺度。因此，病情的告知，有時可以說是一項藝術。

5. 在告知的過程中，醫療人員應鼓勵病人多多發問，或讓病人用自己的語彙來複述相關內容。

面對病人對病情的詢問，醫療人員應發揮高度的耐心來進行回答，並努力幫助病人釐清醫療上不明白的部分，使他們能對所將要接受的醫療步驟等有清楚的認識。為確保病人是否完全理解，請病人以自己的語彙來進行複述是最好的方式，因為透過病人自己的表述，可以使醫療人員判斷病人的理解是否有誤。

資訊補給站

一份完整的手術同意書應該涵括以下幾個項目：

1. 各專科手術的適應症和必要性。
2. 手術的方式和範圍。
3. 手術與否的好處和壞處。
4. 手術預估成功率。
5. 手術可能的併發症和機率。
6. 個人特定的手術危險。
7. 併發症可能的處理方式和其危險。
8. 醫院及醫療團隊在因應可能併發症與危險上，已經做什麼準備。
9. 其他可能的治療方式和其危險。
10. 手術預後狀況。
11. 病人已充分瞭解並同意接受手術之聲明。
12. 醫師已充分以病人或病家瞭解之方式說明手術相關事項之聲明。

2005 年醫療改革基金會曾對 770 份手術同意書進行評估，其中被評比為第一名的為澳洲版本的手術同意書，其同意書中有許多部分非常值得我們學習及仿效：

首先，我們可以看到（見後頁）在他們的同意書一開始，便先詢問是否有需要翻譯者以及理解病患文化背景者的需求，使病人能在有翻譯者的情況下進行簽署，以避免病人在未獲知完整的病情資訊下，便被迫做出手術決定。

其次，他們留下一個欄位，要求病人用自己的話來說明他們為什麼要接受這項手術。進行這項行為的意義在於去確保病人能夠真正理解進行此次手術的必要性以及作用。這個欄位若是由醫師來填寫，並無法完全保證病人已經確實理解這些醫療資訊以及手術的必要性，只有當病人以自己的話來陳述，我們才能夠確知病人是否已經完全明瞭。故，確保病人完整地理解了醫療人員所告知的內容之後，他們所做出的同意決定，方能使自主原則獲得真正的落實。

此外，在這份同意書中，我們可以看到他們是在進行了手術的風險性說明（包括進行／不進行這項手術的風險）以及手術過程、方式、預後處理等資訊之後，才讓病人簽署手術同意書。此種做法方能保障病人的自主權。若病人是在資訊不充足的情況下，即先簽署這項手術同意書，則事實上，我們的自主同意並不能算是真正被體現出來。是以，我國在手術同意書的設計上，仍有很大的進步空間。

手術同意書 —— 子宮切除術

（澳洲昆士蘭省政府版本）

A. 翻譯者 / 文化需求

需要翻譯服務	是☐	否☐
若有需要，現在已有合適的翻譯者	是☐	否☐
需要一個瞭解我文化傳統的人	是☐	否☐
若有需要，現在已有合適的人選	是☐	否☐

B. 情況和手術

醫生已經解釋我有下列的情況，所以必須手術：（醫生用病人自己的話記載）

____

____

下列的手術將會被執行：

子宮切除術。

這個手術將在會下列任一個情況下進行：	醫生勾選合適項目	
陰道（經由陰道）	是☐	否☐
腹部（經由腹部）	是☐	否☐
卵巢也會被切除	是☐	否☐
若是，哪一個卵巢會被切除	左☐	右☐

C. 麻醉

參閱「有關妳的麻醉」資訊頁來瞭解麻醉的資訊和涉及的風險。如果妳有任何的疑慮，請與妳的麻醉醫師討論。

如果妳沒有拿到這份資訊頁，請和我洽詢。

D. 一般手術的風險

它們包括：

(a) 少部份的肺臟可能會失去功能，胸腔感染的機率會增加，這部份可能需要抗生素和呼吸治療。

(b) 腿部會血管栓塞，伴隨疼痛和腫脹。凝結血塊可能會分散並進入肺臟造成致命的危險，這種情況是不常見的。

(c) 因為對心臟或是脈搏的壓力而產生心臟病發作。

(d) 因手術造成的死亡是可能的。

E. 這個手術的風險

下列是一些風險／併發症。參閱「子宮切除術」的資訊頁以**瞭解這些風險的結果和機率**。

如果妳沒有拿到這份資訊單張，請和我洽詢。

(a) 從子宮大血管斷裂造成的大量流血。

(b) 手術部位、骨盆或泌尿道的感染。

(c) 其它器官的傷害，例如輸尿管（從腎臟到膀胱的管道）、膀胱或大腸。

(d) 在膀胱和陰道之間的裂縫（瘻管）可能會產生。

(e) 手術後的腸阻塞。

(f) 在腹式子宮切除術，

- 腹部傷口滲血。
- 傷口較難痊癒。
- 傷口可能無法正常癒合。

(g) 大便和小便的習慣改變。

(h) 憂鬱和焦慮的感覺。

(i) 如果兩個卵巢都切除，未到更年期女性會出現提早的更年期的症狀。

(j) 肥胖者之傷口感染、胸部感染、心臟和肺部的併發症和血栓形成的風險會增加。

(k) 抽煙者之傷口感染、胸部感染、心臟和肺部的併發症和血栓形成的風險會增加。

(l) 因為子宮切除術而死亡的事件很少。

F. 重大的風險和其他可能的治療方式

醫生已經向我解釋任何針對我可能發生的重大風險和問題，以及併發症發生的可能後果。

醫生也已經解釋其他可能的治療方式和不進行手術的風險。

（若有必要，醫生記錄在醫療記錄上，刪除沒有同意的項目。）

G. 病人的同意

我明白：

- 醫生已經向我解釋我的病情和可能的手術狀況。我瞭解手術的風險，包括針對我的風險和可能的結果。
- 醫生已經解釋其他可能的治療方式和它們可能的風險。醫生已經解釋我的預後狀況，以及沒有接受手術的風險。
- **在麻醉方面我已經取得病人資訊頁**。醫生已經解釋麻醉的風險，以及造成麻醉危險提高的因素。
- 有關手術和它的風險，**我已經取得病人資訊頁**(version 2:10/02)。
- 關於我的情況、手術和手術風險，我能夠向醫生發問並提出疑慮。我的問題和疑慮已經獲得討論並得到滿意的答覆。
- 我瞭解這個手術可能會輸血。
- 我瞭解可能除了主刀的外科醫生外還會有別的醫生參與手術；我瞭解這個醫生可能還在訓練階段。

- 我瞭解在手術過程如果器官或組織被切除，醫院可能會將它們保留一段時間做必要的檢驗，並且在之後謹慎地處理掉。
- 醫生已經向我解釋如果手術過程中發生立即性危及生命的事件，會依照應有的步驟治療。
- 我瞭解這個手術無法保證一定會改善病情，甚至這個手術可能會讓我的情況變糟。

基於上述的聲明，**我要求進行這個手術**。

病人／決定代理人和親屬的名字 ________________

簽 名 ________________

日 期 ________________

決定代理人 基於代理人權利法案(the Powers of Attorney Act 1998)和醫護及行政授權法案(the Guardianship and Administration Act 2000)，如果病人是成人但無法給予同意，一個被授權的決定者必須代表病人給予同意。

H. 翻譯者的聲明

我已經以________（在此列出病人的語言）向病人／父母或監護人／決定代理人翻譯由醫生所提供的同意書和任何口語和書面資訊。

翻譯者姓名 ________________

簽名 ________________

日期 ________________

I. 更進一步的健康資訊指引

病人已經有一份 Advance Health Directive / Enduring Power of Attorney，

並且將會提供醫生一份同意書影本　　是□　　否□

J. 醫生的聲明

我已經解釋：

－病人的情況

－治療的需要

－手術和風險

－其他可能的治療方式和它們的風險

－如果這些風險發生可能的後果

－針對這個病人的重大風險和問題

我已經給病人／決定代理人時間－

－詢問有關任何上述事件的問題

－提出任何的疑慮

上述這些我都已經盡其所能地回覆了。

我認為病人／決定代理人瞭解上述的訊息。

醫生姓名 ________________

簽名 ________________

日期 ________________

同意書資訊－病人副本

子宮切除術

在妳同意手術之前請閱讀下頁資訊

這個資訊頁提供一般資訊，並非對個人提供建議。它對於妳跟瞭解妳健康情況及病情的醫生之間的討論是重要的。

1. 情況

子宮是一個洋梨狀器官，位於膀胱和直腸（肛門）之間。從青春期開始，每 26 到 30 天子宮會開始一個月經週期，在這個期間子宮會準備接受和滋養一個有繁殖力的卵（卵子）。如果這個卵沒有受孕，那麼子宮內的厚膜有一段時期會脫落（月經）；如果卵受孕了，那這個循環會改變，經期會停止，而子宮會開始提供養分和支持給胎兒直到出生。

子宮進行子宮切除術最普遍的情況是：

- 子宮的疾病
- 輸卵管和卵巢的疾病
- 做為子宮下垂治療的一種
- 用保守的治療方式無法控制的出血

2. 手術

有兩種子宮切除方式：

陰道子宮全切除術(Vaginal Hysterectomy)

從陰道切除子宮。陰道從下方縫合，不需要切開腹部。

有些時候，也會使用腹腔鏡（望遠鏡類型的工具）。外科醫生將會和妳討論這個部份。

圖一：子宮切除術之前的女性器官組織

圖二：子宮切除術之後的女性器官組織

腹式子宮切除術(Abdominal Hysterectomy)

從腹部下方的切口移除子宮，依妳的體型和體重差異，這個切口大約 15~30 公分，通常在比基尼褲子上緣的下方，從左到右。它可能需要從肚臍到恥骨部分做腹部皮下靜脈止血而不是整個切開。

外科醫生將會和妳討論針對妳的情況最佳的手術方式。妳可能需要切除一個或兩個卵巢，但是這個要依據妳的子宮切除術的理由。請和妳的外科醫生討論，如此妳和妳的外科醫生才能考量妳所需的手術類型以做出正確的決定。

3. 進行手術的好處

決定是否做子宮切除術要依據妳的問題類型和問題嚴重的程度，也要看妳是否需要這樣重大的手術來改善妳的生活，或者是否妳有危及生命的疾病，以延長妳的生命。這個部份妳需要和妳的外科醫生討論。

4. 不進行手術的風險

這要依據手術的理由：

- 因為持續性出血，妳可能會產生貧血，這可能會需要輸血，以及伴隨嚴重和週期不規則的持續性問題。
- 假如妳有子宮下垂問題，子宮將會掉入陰道，甚至會掉到陰道外面，這可能會產生潰瘍，並且造成相當的疼痛和不舒服。
- 假如妳有疑似腫瘤，那麼可能會產生惡性腫瘤擴散的風險。

5. 手術的一般風險

任何手術都會有風險，子宮切除術亦然。這些風險包括：

(a) 少部份的肺臟可能會失去功能，胸腔感染的機率會增加，這部份可能需要抗生素和呼吸治療。

(b) 腿部會血管栓塞，伴隨疼痛和腫脹。凝結血塊可能會分散並進入肺臟造成致命的危險，這種情況是不常見的。

(c) 因為對心臟或是脈搏的壓力而產生心臟病發作。

(d) 手術可能會造成死亡。

6. 麻醉

參閱「有關妳的麻醉」資訊頁以取得麻醉的資訊和涉及的風險，如果妳有任何疑慮，請和妳的麻醉醫師討論。

如果妳沒有拿到這份資訊頁，請和我洽詢。

7. 其他可能的治療方式

主要依據問題產生的原因來考量其他可能的治療方式：

荷爾蒙失調性出血

避孕藥或其它調經藥物可能會有幫助。

嚴重出血

非常嚴重時，子宮內膜破壞（子宮的內膜刮除）可能會有幫助。70~80%的個案可能控制出血，但也有可能造成不孕，而且目前無法知道長期的效應。

子宮肌瘤

使用藥物可以縮減子宮肌瘤。副作用是更年期的症狀，以及停止藥物之後子宮肌瘤的復發。

肌瘤切除術（子宮肌瘤的切除手術）是主要的手術。但是五年內有三分之一的婦女腫瘤會復發。

下腹慢性疼痛

觀察，必要時會使用下列藥物治療：

◆抑制發炎的藥物

◆避孕藥

◆物理治療

◆心理諮商治療

我要和醫生討論的筆記

8. 這個手術的特定風險

風 險	會發生什麼事情	可以做些什麼
過度的出血	百分之三的婦女可能會發生子宮大血管嚴重出血。	緊急手術修復受損的血管，可能需要輸血來補充流失的血液。
感染	手術部位、骨盆或泌尿道的感染。腹式子宮切除術的危險率是1/50~1/120；陰道子宮全切除術的危險率是 1/50。	治療可能是傷口包紮，以及抗生素。
膀胱或大腸受傷	附近的組織器官，例如輸尿管（腎臟至膀胱的管道）、膀胱、腸可能會受傷，風險率是 1/140。	需要更進一步的手術來修復傷口。 如果膀胱受傷，膀胱內可能要放置導尿管（塑膠管）來排尿，一直到膀胱痊癒。 如果輸尿管受傷，在輸尿管內放置一個塑膠管六週，然後再用膀胱鏡移除。 如果大腸受傷，使用短暫性或是永久性的結腸造口術（打開腹部讓排泄物排出），可能會切除大腸的一部份。
膀胱和陰道間的裂縫	很少的情況下，膀胱和陰道之間的裂縫（瘻管）可能會產生。這會透過陰道造成妳無法控制的輸尿管漏尿。	這個需要更進一步的矯正手術。
傷口出血	傷口周圍可能會滲血。	傷口出血排除要好幾天，以及抗生素的治療。
腸阻塞	手術之後，腸可能無法運作。腸阻塞會發生，這可能是短暫或持續較長的時間。	可能治療是注射點滴到血管，不由嘴巴進食或喝流質食物。如果狀況沒有改善，腸手術可能是需要的，這也包括結腸造口術。這可能是短暫或長期的現象。

風 險	會發生什麼事情	可以做些什麼
較差的傷口癒合	傷口可能無法癒合良好,以及傷口可能會裂開。 長期而言可能會有脫腸現象(疝氣)。	這可能需要長期的包紮和抗生素的傷口護理。脫腸可能需要更進一步的手術治療。
傷口可能無法正常痊癒	疤痕可能會很厚、紅,和疼痛。 這可能會使外表難看。	這是永久性的。
膀胱和腸習性的改變	因為手術之故,膀胱和腸的感覺中樞神經改變。6/100 的婦女會有便秘。3/5 的婦女晚期會增加尿失禁的風險。	藥物可能可以用來控制便秘。 處理尿失禁的建議。
憂鬱和焦慮的情緒	1/12 的婦女在手術後心理狀況會改變,憂鬱和焦慮的情緒可能會持續到手術後一年。	諮商可能會有幫助。 短期之內可能施以抗憂鬱劑。
肥胖者會增加的風險	傷口感染、胸部感染、心臟和肺部併發症和血栓形成的風險會增加。	
抽菸者會增加的風險	傷口感染、胸部感染、心臟和肺部併發症和血栓形成的風險會增加。	在手術之前戒菸會有益於減低風險。

子宮切除術的死亡情況是很少見的－一萬名女性約六個人

9. 手術後的痊癒

手術後,護理人員會密切注意妳直到妳由麻醉狀態復原。妳將會回到病房等候傷口痊癒直到可以回家,通常陰道子宮全切除術後要二天時間;腹式子宮切除術後要四到五天的時間。

假如妳在麻醉之後有任何副作用,例如頭痛、噁心、嘔吐,妳應該告訴照顧妳的護士,她將會給妳一些藥物提供幫助。

疼痛

- 妳可以預期手術部位的疼痛。這裡有一些方法可以處理妳的疼痛，包括：
  - 在脊椎注射止痛劑，這會緩和妳腰下方區域的疼痛（半身麻醉）。
  - 當妳感覺疼痛時妳可以自己注射止痛針。
  - 被給予針劑。
- 如果妳感覺疼痛，告訴護理人員是很重要的。妳的疼痛 7~10 天會逐漸消失，如果沒有，妳必須告訴妳的醫生。

飲食

- 當妳從手術室回來時，妳會在手臂上被注射點滴液，當妳能由嘴巴進食和喝東西，以及不再感覺不舒服時就會停止注射。
- 在手術後一至二天仍感覺不舒服是常態，假如發生這個狀況告訴護士，妳可以拿到藥物以免除不舒服。剛開始，妳可以喝少許的水，然後慢慢地增加，直到妳可以正常飲食。

傷口

陰道子宮全切除術

- 妳可能會在陰道裝一個導尿管，這個在手術後 24~48 小時會被移除。

腹式子宮切除術

- 在傷口上，妳可能會發現夾子或縫線或者兩者都有，這些大概保留 5~10 天，由妳的外科醫生決定。
- 妳的傷口可能會包紮和放置引流管，這在 3~4 天後，或者只要內部血流引流完成就會移除。
- 持續維持妳的傷口清潔和保護直到痊癒和沒有滲液現象。

陰道和腹式子宮切除術

- 手術後 4~6 個禮拜，妳的陰道可能會有輕微出血，如果出血嚴重，妳必須告訴妳的醫生。

膀胱和大腸

- 妳離開手術室之後，膀胱內部會安置導管，來將尿液從膀胱排到尿袋，這個會在手術後一、兩天之內移除。
- 妳儘量不要出力，以免刺激妳的腸蠕動。護理人員將會每天檢查妳的狀況一直到妳有正常的腸蠕動，如果妳有問題的話，他們將會提供一些藥物來幫助妳。

妳的肺部和血液供給

- 手術過後，儘可能開始走動是非常重要的，這樣會預防妳腿部的血栓凝結形成和可能往妳的肺部移動。這可能會導致妳的死亡。
- 為協助預防妳的腿部血栓凝結，在妳手術之前，妳將會著彈性襪一直到妳可以自己走路為止。妳可能也需要使用藥物讓血液變稀。
- 此外，妳需要做深呼吸練習，每個小時十次深呼吸來讓妳的肺臟進行清除作用，並且協助預防胸部感染。
- 無論如何，手術後避免抽煙，因為抽煙增加妳胸部感染的風險，這會導致咳嗽－在腹式子宮切除術後一項痛苦的經驗。

運動

- 手術過後，有好一陣子妳會感覺疲倦。妳需要放輕鬆，並且在覺得可以時慢慢回復正常的生活作息。這通常需要六週的復原時間，最多六個月就可以感覺一切如昔。二到四週期間內，妳不應該開車，直到妳可以緊急煞車而不感覺疼痛。
- 手術後至少六週內不要舉起重物，如此才可以避免傷口破裂，並讓裡面的傷口癒合。手術後大約六週，妳可以進行性生活。

如果妳有下列情況，告訴妳的醫生：

- 傷口和陰道大量流血。
- 發熱和發冷。
- 處方止痛劑無法舒緩疼痛。
- 腹部腫脹。

- 陰道漏尿。
- 傷口或傷口附近有腫大、疼痛和紅腫。

同意書確認

- 醫生已向我解釋我的病情和可能的手術程序，我瞭解這個手術的風險，包括針對我個人的風險和可能的後果。
- 醫生已經解釋其它相關的治療選項和它們相對的風險。
- 醫生已經解釋我的預後情況和不進行手術的風險。
- 我已經拿到一份在麻醉方面的病人資訊頁。醫生已經解釋麻醉的風險和增加麻醉風險的因素。
- 我能夠和醫生針對我的情況、手術、手術風險和我的治療方式提出問題和疑慮。
- 我的問題和疑慮已經獲得討論並且得到滿意的答覆。
- 我瞭解這個手術可能會輸血。
- 我瞭解可能除了主治外科醫生外還會有別的醫生參與手術；我瞭解這個醫生可能仍在訓練階段。
- 我瞭解在手術過程如果器官或組織被切除，醫院可能會將它們保留一段時間做檢驗，並且在之後謹慎地處理掉。
- 醫生已經向我解釋如果手術過程中發生立即性危及生命的事件，他們會做適當的處理治療。
- 我瞭解這個手術無法保證一定會改善病情，以及這個手術可能會讓我的情況變糟。

基於上述的聲明，**<u>我要求進行這個手術</u>**。

※資料來源：財團法人台灣醫療改革基金會，2003 年 7 月 3 日新聞稿附件（取自 http://www.thrf.org.tw/Page-show.asp?Page_ID=475）。

二、倫理價值

自主原則的落實體現了以下的倫理價值：

1. 自主原則表達了對個人尊嚴的尊重。

它承認了個人乃是自己最佳利益的判斷人，它也表達出個人對自我身體的控制權的尊重，讓自己決定自己的出路，乃是對其自由權的尊重。特別是對主張自由主義的人而言，儘管個人不是最好的判斷人，但是，滿足了個人的自由選擇，仍是比那些他人強加在我們身上的正確選擇來的更好。自由主義者彌爾便斥責所謂的承擔不可能錯誤性(assumption of infallibility)，也就是去幫他人對問題做出決定，而不允許他人去聽聽相反的意見[6]。彌爾認為只有自己才是自己最佳利益的辯護人，他人的意見儘管看起來非常正確，但也不能證明是絕對正確。真正的自由體現在不去強迫他人遵從我們所認為對他最好的決定。因為對我們而言是最好的決定，對他人而言卻不必然亦是如此。自主原則將醫療的決定權，從傳統的醫主原則轉變為病人自己作主，確實表達出對個人自主性的尊重。

2. 自主原則的落實有助於醫病關係的改善。

它使醫生肩負起對病人提供正確醫療訊息的義務，藉由醫療人員的告知實情，有助於增加病人對醫療人員的信賴感，可使醫病關係獲得提升。而將病人接下來所會接受的醫療步驟先行告知病人，也可以降低病人在治療過程中所會產生的恐懼與不適感。因此，病情的誠實告知，乃是有助於醫病關係的發展。

6　John Stuart Mill, *On Liberty* (London : Penguin Books, 1859), p. 83.

基本上，自主原則強調了病人有同意的權利，而醫療人員有告知的義務，但在這醫病關係的建立過程中，我們仍應注意：

「過去的五十年裡，人類對『權利』的強調若日上揚，但對責任的重視則有勢萎的趨勢。沒有責任的履行，其實就沒有權利可言。醫生雖有它的責任，病人也有。醫生應加強醫德，病人也該有病德。」[7]

只有醫病雙方都確實履行自己應盡的義務，良好的醫病關係才有可能出現。

三、由理論到實踐的挑戰

問題 若病人自己作出決定要自殺或要求安樂死，而不希望接受救治與醫療，此時醫療人員是否應該尊重病人的自主決定？

在談到病人的自主權時，容易引發質疑的地方便在於那些選擇放棄醫療的病人，我們是否應該尊重其自主決定？也就是說，當一個病人決定放棄醫療，醫療人員是否就應接受其自主而讓他從其所願？

關於這個問題，我們可以從兩個方向來思考，一個是就倫理上，另一是就法律上。首先針對倫理上的考量，前文提到並非每個人都

[7] 戴正德，《基礎醫學倫理學》，頁156。

具有自主權，只有理性的自由人才具有自主權。而當一個人想要自殺結束自己的生命時，我們很難判別他是否是在一種理性的考量下所做出的冷靜決定，他很可能是在遭逢重大傷害與挫折中，選擇以結束生命來躲避痛苦。在這種情況下，他可能因為巨大的痛苦而喪失理性的判斷能力，而被當時的情緒所左右。若我們依從他此時的情緒反應所做出的決定，很可能當他的情緒、痛苦過去之後，他會後悔做出這樣的決定。然而生命乃是一去不復返的，一旦選擇放棄，就不能夠重新擁有，生命不像我們生活周遭的物品一樣，丟掉了可以重新採買，因此，關於生命的問題必須非常謹慎。對於自殺的人，醫療人員應該替他們保留後悔的後路，給他們的生命一個機會，而不應當在當下順從他們的自主決定，協助他們放棄生命。

「醫生和醫療機構尊重患者選擇的權利，絕不意味著放棄自己的責任，還是要幫助、勸導，甚至限制患者進行選擇。」[8]

對於想放棄自己生命的人，他們也必須去思考，自己是否有「權利」放棄自己的生命？我們或許會說，我可以自己決定自己的死亡，沒錯，我們「能夠」放棄自己的生命，但是，「能夠放棄」不代表我就「有權利放棄」。我們是自己生命的主人，不應該被解釋為我可以自己決定自己的死亡，而是應該看作我應該對自己的人生負責，生命的困境也是生命的一部分，去跨越、克服困境的考驗，才是顯現一個人生的真正價值所在。

[8] 徐宗良、劉學禮、瞿曉敏著，《生命倫理學》，（上海：人民出版社，2002），頁 94。

若就法律層面來看這個問題，我國醫療法第六十條則明言：

「醫院、診所遇有危急病人，應先予適當之急救，並即依其人員及設備能力予以救治或採取必要措施，不得無故拖延。」

是以，當自殺未遂者被送進醫院時，醫療人員不應因著病人之前選擇放棄自己生命的這個「自主決定」，而放棄對他的醫療，而應該馬上予以救治。

而面對想要安樂死的病患，我們是否應該尊重其自主決定，而協助他們予以安樂死呢？我國刑法第二百七十五條加工自殺罪第一項規定：

「教唆或幫助他人使之自殺，或受其囑託或得其承諾而殺之者，處一年以上七年以下有期徒刑。」

因此，幫助病人進行安樂死，在我國目前仍然是觸犯法律的行為。

但面對末期病人，自主決定的這個問題卻顯得複雜的多。隨著醫療科技的進步，我們可以努力延長病患的生命，但卻是使他們在沒有任何生命品質的情況下，依賴維生器具來延長他們的生命。在此之時，所謂的「生命」，對他們而言，也只剩下心跳與呼吸，面對這種狀況，田力克(H. Thielicke)稱其為「恐怖的仁慈」。說是「仁慈」，乃是因為我們的生命被延續了下來；說是「恐怖」，則是因為這種仁慈的延長生命，卻使我們的這種生命品質，成了一種恐怖的狀態而無法解脫。也因此，在醫學倫理的廣泛討論下，目前我國已經通過的安寧緩和條例中，便針對這些末期病人提供了另一種可能性：

「末期病患（指罹患嚴重傷病，經醫師診斷認為不可治癒，且有醫學上之證據，近期內病程進行至死亡已不可避免者），得以預立意願書，在兩人以上的見證下，可選擇安寧緩和醫療（指為減輕或免除末期病人之痛苦，施予緩解性、支持性之醫療照護，或不施行心肺復甦術），以免除不必要之痛苦。」

安寧緩和醫療並不是協助自殺，或予以安樂死，而是指不去刻意延長，也不加速末期病患的死亡，這乃是一種尊重生命的方式。既不去逃避生命所必然面臨的苦痛，也不刻意增加生命的負擔。故針對此種情形，病人是有權利去決定自己所要接受的醫療，醫療人員也應尊重其自主性，給予適當的醫療照護。

? 問題 代理決定真的能為當事人做出最好的決定嗎？若否，醫療人員是否應該遵從其決定？

前文論及並非每個人都具有自主同意的權利，當當事人不具備理性能力時，他的自主權應該讓渡給他的代理人來代替他行使同意權。但是這種代理決定的行為，會產生一個問題：代理人真的能夠替當事人做出最好的醫療決定嗎？

所謂的代理決定，常常是在一種未經充分授權的情況下獲得代理權，例如從未有過行為能力的未成年的小孩，他的決定權都是直接讓渡給他的父母或法定代理人；或者是那些在有行為能力期間，卻未留下明確指令給他人的人，例如：突然昏迷，卻未在昏迷前指明誰是最佳代理人或陳述其意願者。也因此，這類的代理人常常不見得能夠替病患本人做出最佳的或最符合他們意願的決定。

面對這種狀況，醫療人員如何面對其代理的自主同意權？如果依照醫療人員的專業判斷，此代理人並未做出最好的代理決定時，醫療人員是否仍應該遵從其決定？

為病人進行代理決定時必須注意到兩方面：

1. 必須以當事人的角度來思考。

針對代理人而言，當他們要為當事人進行代理決定時，他們必須注意到，他所要思考的，並非是當「自己」處在病人的處境中，自己會如何反應與決定，而是應該設法站在「病人」（當事人）的角度，去思考病人本身他會如何決定自身的處境。

2. 若無法測得病人的心意，則應該選擇對病人最有利的做法，而非對周遭人最有利的做法。

替病人進行代理決定時，我們所進行的決定必須是要能符合當事人的最佳利益，而非代理人或者周遭其他親友的最佳利益。因為此代理人的同意權行使，乃是「代替」當事人，而非「代表」他本人，因此，不應該加入自己的利益考量。如此才能真正體現代理決定在自主原則中的意義。因為，自主原則本來就是為了讓病人能夠替自己的權益把關，讓自己決定所要接受的醫療。因此，代理人應該以病人自身的權益為主要考量。

對醫療人員而言，由於現行法規都是將代理權移轉給配偶、父母、子女等，醫療人員並未被賦予代理決定權。但是，若這些代理人的代理決定明顯違反了醫療人員對當事人最大利益的判斷，則醫療人員應該依照自身的專業，努力地協助代理人進行正確的決策。若代理人仍堅持做出與當事人利益相反的決定時，則雙方應先與倫理委員會進行諮商，若仍沒有妥善的結果，則應盡快訴諸法院進行判決，以維護病人的權益。

美國急救醫學協會便主張：

「醫療機構應該為那些沒有決策能力的、孤立的、缺乏可辨認出的適當代理人的病人確立決策程序。該程序應該涉及倫理學委員會的諮詢。我們的目標應該是確立機制以使法院不必經常涉入。」[9]

是以，代理決定雖是對那些不能自己行使自主權的病人權益的保護措施，但由於已是透過他人來進行決定，因此，在對病人最佳利益的考量上，已呈現出可能的落差。當此之時，醫療人員應該更加發揮其醫療專業以及專業倫理的精神，協助代理人做出對病人本身最有利的醫療決定。

[9] 參見 H. Tristram Engelhardt, Jr.著，范瑞平譯，《生命倫理學基礎》，p.303。

問題討論 ?!

1. 你能否舉出在臨床上違反不傷害原則的實例？
2. 不傷害原則為什麼只是一個「基本」的原則，但卻非「絕對」的原則？
3. 你能否舉出在臨床上違反自主原則的實例？
4. 病人要求行使其醫療上的自主權時，需要具備什麼樣的條件？

Chapter

醫學倫理的基本原則(二)

本章摘要

本章主要探討下列議題：

一、 效益原則其意義為何？「效益」指的是誰的效益？

二、 正義原則在醫學倫理上的意義為何？

三、 知情同意原則和自主原則有什麼異同？

四、 行善原則之價值為何？

五、 誠信原則在醫學倫理上的意義為何？

第一節 效益原則

一、核心意義

效益原則，主要由英國哲學家邊沁以及彌爾所倡導，此原則主張：

1. 在行為的擇取上，我們應該選擇那個能夠產生最大的效益以及最小的傷害的行為。

也就是說，當我們面臨行為的選擇時，我們所要考量的是這些行為當中，哪一個行為能夠產生最大的效益，那便是我們應當選擇的。也就是依憑行為的「結果」所能產生的效益大小，來為行為進行對錯判斷。

2. 關於何者較有效益，可以透過科學的計算方式來獲得解決[1]。

效益主義認為兩千多年來，道德的問題一直無法解決，並且給予人一種不確定性，主要的原因就是因為他們缺乏準確、客觀的判斷方式。因此，他們認為若我們在道德上採取如同在自然科學中所使用的科學計量方式，則可以解決道德上的模糊判斷情況。也就是說，當我們要為行為進行對錯判斷，我們可以透過行為的結果所產生的好處與壞處之間，進行兩造加減抵銷的方式來計算，哪個行為能夠產生最大的正餘額，它便是比較正確的行為，是我們所應該擇取的行為。

[1] 例如：邊沁指出七種標準來作為效益多寡的評判標準，其為強度(intensity)、持續性(duration)、確定性或不確定性(certainty or uncertainty)、鄰近或偏遠(propinquity or remoteness)、豐富性(fecundity)、純粹性(purity)、廣度(extent)。

3. 在「何者是最有效益的？」判斷中，應以自己的判斷為主。

效益主義認為，對於何者能夠產生比較多的快樂以及比較少的痛苦，這種判斷應該以自己的經驗為主，他人的意見再如何真確，也只是做為參考。

4. 最大效益應該是就整體利益而言，而非就自己本身的利益而言。

若某些行為的擇取會損害自身的權益，但是卻能對他人產生更大的效益，則我們仍應該以整體效益為考量，儘管可能造成自身利益的損失，但我們仍應選擇那個能夠產生最大效益者。

5. 原則的應用應是具有變動性，能因時制宜。

我們對於行為的判斷，應該是由每個實際的情況中，根據相關的情況因時制宜地去做出最好的判斷，而非堅守某些固定的原則強硬地援用到每個事例當中。

而效益原則落實到醫學倫理的情境中，則指向：我們的醫療行為，應該是努力去選擇那些能對病人產生最大益處以及最小傷害的醫療。例如：如果開刀、吃藥、飲食控制這三者都能夠使病人恢復健康，則我們便必須從中去考量何者能夠產生最大的效益並且造成最小的傷害。比如開刀，它或許可以最快獲得成效，但它造成的後遺症或副作用或許較吃藥、飲食控制來的多；而吃藥的效果雖然比開刀緩慢些，但在身心所造成的傷害則較開刀來的小，但仍須考量或許有些藥物對我們的身體可能產生的副作用；而飲食控制或許得花費較多的時間才能看出療效，但卻對病人身體所產生的負擔最小。依照效益原則，此時我們應該依照病人病情的需要，判斷輕重緩急等，來做出最符合病人利益的選擇。

此外，需要特別注意的地方是，在醫學倫理中談的效益原則，其對於效益的計算，乃是單純的指向病人的利益，而非是其他人（如醫療人員、醫院等）的利益。也就是說，當我們進行任何醫療時，我們首要考量的乃是如何增加病人的利益以及減少病人的傷害。因為病人是醫學的主要服務對象，醫學之所以存在的理由乃是在於減少病人的疾病與痛苦，故病人的利益必須遠遠高於我們對於醫療人員、醫療體系的利益考量。

二、倫理價值

效益原則的主要倫理價值呈現在以下幾個部分：

1. 尊重病人權益。

效益原則強調病人的最大利益，而非醫療體系的最大利益，這乃是對病人權益的保護，使病人能在這種以病人為主體性的考量中，獲得最佳醫療。

2. 重視個別經驗。

效益原則強調每個判斷都應該依據個別情況來加以判別，而非由某些固定、僵化的原則來援用到每個事例當中。由於人並非是機器，而是一個有機體，每個人都是獨立的個體，因此，即便是相同的病症，以同樣的醫療方式也不見得每次都能產生同樣的醫療效果。是以，效益主義強調個別的經驗，根據每個個體的實際狀況來進行評估，此舉將有助於幫助對個案中的病患提供最適切的醫療，使他們的醫療權益受到最大的保護。

3. 採用效益的計算非常清楚明瞭，有助於幫助醫療人員在繁複的醫療情境中進行判斷。

醫學倫理由於是兩個領域的結合——醫學與倫理學——因此它面對到的倫理判斷問題也更加複雜。而效益原則訴諸效益的科學計算方式，此種方式雖然在面對人文問題時會無法解決其複雜性，但面對醫療問題，則可以幫助醫療人員在所可能進行的醫療方式間進行比較判斷，降低方案間的模糊性，從而做出對病人最有益處的醫療。

4. 有助於醫療上信賴關係的建立。

若病人能夠清楚地感知到醫療人員所進行的每項醫療決定，其目的都是在於維護病人的權益，而非醫療研究或增加醫院收益等目的，則此舉將有助於增加病人對醫療人員的信賴感，一旦此種信賴關係被建立起來，病人也容易提高醫療上的配合度，將有助於醫療的進展。

三、由理論到實踐的挑戰

? 問題　當效益原則與自主原則產生衝突時，該以哪個原則為優先？

在上一章中，我們論述了病人具有醫療上的自主權，可以為自己所要接受的醫療進行自主決定。這乃是屬於病人的權利，並且是一種尊重人格的表現。而效益主義則是指應該選擇對病人最有效益的醫療，也就是那個能對病人的健康產生最大益處以及最少傷害的醫療方式。

但是這兩個原則卻常可能出現衝突。我們知道，病人雖然是那個正在生著病的主體，但他也常同時是缺乏醫療專業知識的人。因此，儘管他對自己的身體應該具有絕對的自主權，但是他卻很有可能常常做出對自己不利的醫療決定。當他的自主權違反了我們對醫療效益的計算時，我們應該以尊重他的自主權為優先，還是應該以病人的最大效益為優先考量呢？當醫療人員面對這樣的衝突時，他們又應該如何進行抉擇呢？

面對這種情況，首先，我們必須先確定病人是否完全瞭解這些醫療方式之間所造成的效益差別。也就是說，我們所認為的這種不一致性，是出於病人的無知所造成，還是病人慎思明辨之後所做出的決定？例如：對一個癌症病患而言，醫療人員認為使他接受放射線的治療將可以使他的生命延長五年的時間，儘管醫療的過程非常痛苦，但仍然是值得的嘗試。但對病人本身而言，他或許認為接受嚴苛的治療，卻只能延長五年的生命，並不是最有效益的事情。對他而言或許「生活質量」遠比「生命長度」更為重要。因此，為他而言並不存在著自主原則與效益原則的衝突，而只是一種對自身生命的理性籌劃。對此，我們應保持適當的尊重。當然，若病人的決定是因為無法合理地預期到這些醫療方式所產生的實際效益上的差異，而做出錯誤的決定時，醫療人員應該努力對病人進行勸說與解釋，以使病人能重新做出合理的抉擇。若醫療人員認為病人仍屬於一種非理性的決定，則應訴請倫理調解委員會或者法院的判決，以維護病人的最佳利益。在〈美國醫學協會醫生行為準則〉中，便明言：

「醫師必遵守法律，並認識對病人最大的利益有不合理要求時，應該尋求改善它的責任。」

第二節 正義原則

一、核心意義

正義原則可以說是所有醫學倫理原則中，最不容易被把握與表述清楚的一條原則。原因在於：關於什麼是正義？至今我們仍無法找到一個為所有人所共識的答案。倫理學家為了正義問題已經爭論了兩千多年，儘管他們已經提出了許多極富意義的理論，但正義原則在實際的落實上，卻常常面臨許多非正義因素的考驗，以致於大部分的人對於正義常常抱持著一種悲觀的態度。但正義的問題卻又非常重要，因為正義之所以存在的理由，就是在保障所有人所應該擁有的權利與安全，因此，儘管釐清它很困難，但我們仍需要繼續努力地去嘗試。

在醫學倫理中，正義原則主要指向去保障醫療關係中所有相關人的權利。它主張當我們的行為會關涉到第三者時，我們就應該秉持著正義原則的要求，公平地對待所有相關人，而不能出於自私或偏愛，或者其他現實因素等的考量，而將利益獨厚給某些人。

這裡指出了正義的一個主要特徵——公平。公平意指當我們在面對病人時，應該把病人視為等同的個體，而取消他們的差異性。也就是說，當這些病人進到醫院接受醫療時，他們就不應該再有著身分、地位、財富等外在條件上的差異，而應該回歸到對「人」的基本尊重，給予相同的醫療品質與照護。

但正義原則最大的困難，並不在於辨認這種人與人間的差異性，而是在於如何將它所訴求的公平原則完整地落實到醫療之中。換句話說，正義原則在醫學倫理中，最主要乃是涉及到醫療資源的分配問題。什麼樣的公平原則才能體現正義的價值，能進行一種合理且公平的分配呢？比如：看門診時，我們應該以什麼樣的看診次序才能真的體現公平正義？是依照掛號時間的先後次序，還是應該依照病人症狀的嚴重程度？最困難的是當我們面對稀有醫療資源的分配時，我們又應該以誰優先才是公平？

在第一章中，我們提到影響最大的兩個倫理體系——效益主義以及義務論，它們在面對正義原則的分配上，便有不同的看法。效益主義認為應該選擇那個能夠對最多數人產生最大效益的決定。因為，當我們面對醫療資源的分配問題時，效益主義講求能夠使越多人受益越好，也就是在「量」上取得最大的拓展，但在「質」的要求上，則比較難同時兼顧到。效益主義所產生的問題主要呈顯在他們只注意到整體的利益增加，但在這些利益的分配過程中，則很難注意到這些個別的人之間的差異性。他們可能呈現出使大多數人都能夠獲得基本的醫療機會，但是每個人在醫療上所獲得的品質則比較難照顧到。我國現行的健保制度，就是一種效益主義的展現。每個人依其所得付出不同程度的健保費用，以使得每個國民在身體健康需要救治時，能夠有充足的資源來進行醫療。但是，由於整體的負擔龐大，我們可以看到健保制度在落實的過程中，雖然使富人以及窮人都能夠有接受醫療的機會，但是這些醫療的品質卻還存有很大的進步空間。

而義務論則主張應該依據行為應有的形式以及規範來進行分配，而不應該考量到個人的實際利益和有效性與否。否則則會因為親疏遠近等現實因素，而使得分配呈現不公平的狀態。義務論雖然可以避免這種後天條件所造成的不公平分配狀況，但是義務論講求由行為的形式、規則來進行分配，卻常呈現出理解以及應用上的困難。對於什麼樣的形式才是公平的？在醫療問題上我們又應該如何界定這些公平性？要先回答這個問題才能夠繼續進行義務論所言的公平分配，因此，義務論常常很難被廣泛地應用與理解。

現行醫療體制內，我們常可看見的卻常常是一種消費型正義。也就是一種資本主義式的分配方式：你所能獲得的醫療品質與資源，端視你能夠提供多少的消費能力。例如：一個亟需換心手術才能繼續生存的病人，儘管目前有一個極適合他的心臟可以移植，但是若他提供不起換心手術的這筆龐大醫療費用，則儘管他們多麼適合，他仍然無法獲得這顆心臟來延長生命。這其實是我們最不希望看見的情況，但卻在真實人生中不斷上演的片段。

「醫療的消費模式使患者處於比商業中的消費者更為弱勢的地位。所以公正的原則要求我們處理這種不平衡的關係。」[2]

如何落實正義原則以使每個人都能夠獲得他應有的適當醫療，乃是我們應該努力的目標。我們所要改善的不在於拉大這種消費型正義所造成的一種貧富不均的情況，而是在於如何弭平這種外在條件的不平等所造成的醫療資源分配不均的問題。畢竟每個人就「生

[2] 卡爾默斯．C．克拉克，〈醫患信任〉，《中外醫學哲學》，第四卷，第 2 期，2002 年 12 月，頁 50。

命」的本質而言，應該是平等的，在追求健康與生命品質的過程中，他們應該獲得平等的對待。

二、倫理價值

正義原則的倫理價值呈現在：

1. 平等對待每個主體，乃是對生命的基本尊重：

正義原則要求我們不在「人」之間造成區別，而是去尊重每個個人的存在價值，在醫療面前，不應存在著身分地位的差異。這種主張乃是將人的外在差異性抹去，而只純粹地由「生命」本身來保障每個人所應有的平等對待權利。

2. 體現醫療精神：

正義原則所訴諸的公平，乃是體現了醫療的基本精神，我們可以透過醫師誓詞以及日內瓦宣言中看到他們這樣要求：

「我絕不允許因為宗教、國籍、種族、政治團體或社會階級的不同，而影響我對我病人的責任。」

三、由理論到實踐的挑戰

問題 2000 年，英國曼徹斯特一對英國夫妻產下一對連體雙胞胎姊妹 Judy 和 Mary，由於兩人胸腔和腹腔連成一體，並且共用一個心臟、肺和脊椎。其中 Mary 較 Judy 更加虛弱，要完全依靠 Judy 的血液來維持生命。醫生判定若兩人不馬上進行分割，則幾個月內兩人必雙雙死亡。但若進行分割手術，則 Judy 可以活下來，但 Mary 則馬上會死亡。究竟何種抉擇比較符合正義原則的要求？

這個案例乃是一個真實的案例，同時也是一個我們所不樂見的情況。在這個案例中，醫院認為應該進行分割手術，以保存 Judy 的生命權。但由於雙胞胎姊妹的父母乃是一對虔誠的天主教徒，他們認為應該讓兩人的命運交由天主來安排，同時也無法接受以殺害 Mary 的生命來使 Judy 的生命得以保存下來的這種方式,因此其父母反對進行分割手術。最後訴請法院判決。

究竟應不應該進行分割手術？對這個問題的考量，很清楚地乃是關涉到正義原則的應用問題。究竟哪一個方案比較符合正義的要求呢？若我們進行分割手術，很明顯的，Judy 可以活下來，但 Mary 卻會因為失去 Judy 的血液供應而死亡。若不進行分割手術，則兩人必雙雙死亡。

以效益主義的觀點，進行分割手術至少可以使其中一人繼續生存下來，乃是比較具有效益的方案。但是，以義務論的立場則會認為每個人的生命權都不應該被僭越,透過使 Mary 死亡的方式來促成 Judy 的生存，對 Mary 而言並不公平，因為我們不應該因著 Mary 的生存條件比較不良，便犧牲她的生存權。正義之所以存在的主要目的，便是要保護相關的所有人，特別是使弱勢者不因著條件上的劣勢而必須被迫放棄相關的應有權益。

但換個角度想，對於原本可以獨自支撐生命的 Judy 而言，卻因為她必須供應血液給 Mary 而導致自己也必須死亡的這種情況，對 Judy 而言，又何嘗公平呢？

在現實情境中，法官最後在倫理、法律以及宗教等種種考量下做出判決，他們認為 Mary 雖然有權降生，但卻沒有權利繼續生存，因為她的這種寄生方式，很快地會令 Judy 也無法生存下去，會危害到 Judy 應有的生存權利，因此判定將兩人施以分割手術。

在這個案例中，我們看到了正義原則在實際應用上所產生的衝突以及困境，不論是進行分割手術與否，都勢必違反了我們對正義原則的堅持。但儘管「絕對」正義很難達到，但我們卻不應該因此放棄對正義的訴求，而是應該儘可能地努力去「接近」正義。當我們努力擺脫掉不正義的行為方式，我們事實上便是在向正義靠攏以及邁進。因此，對正義的追求不應該因為它的困難而停下腳步，相反地，它的困難更指出了它的重要性，我們更應該努力去使我們的行為符應於正義的要求。

第三節 知情同意原則

一、核心意義

知情同意原則，基本上可以說是自主原則的進一步擴充。它跟自主原則一樣，首先要求醫療人員在對病人進行任何醫療之前，都應該先讓病人「知情」而後取得其「同意」。也就是說，醫療人員必須對病人進行完整、客觀並且誠實地陳述他們的病情以及所可能進行的醫療方式，這包括了對這些醫療的效果、併發症、必要性、危險性等都需詳細說明，當病人清楚地「知情」之後，再取得病人的同意權，如此方能對病人進行醫療。

其次，知情同意原則較自主原則更進一步地去強調對人體實驗者的保護。有鑑於第二次世界大戰期間，大量的戰俘被德國、日本強迫接受人體實驗，而造成被實驗者心理上極大的恐懼，因此，二次戰後在紐倫堡審判時期，方建立起所謂的「紐倫堡規約」(the Nuremburg Code)，其主張：

1. **知情同意**：人類主體只有在本身自願、知情的做出同意時，方能參與研究。
2. **社會價值**：實驗應當是能夠預期到對社會產生豐富的結果方能進行。
3. **科學上的有效性**：實驗應當非常有效，並且設計良好。實驗應當只讓有資格的科學家來進行。
4. **非惡意**：不應當進行任何可能造成死亡或殘廢的實驗。實驗者應當要採取能減少危險、降低痛苦的方法。
5. **終止**：在實驗期間，主體可以憑藉任何理由停止參與實驗。若是延續實驗可能產生傷害或死亡，實驗者必須準備好停止實驗。[3]

[3] 參見 David B. Resnik 著，何畫瑰譯，《科學倫理的思索》，（台北：韋伯出版社，2003），頁 158。

聯合國更在 1964 年於赫爾辛基發表了《赫爾辛基宣言》(Declaration of Helsinki)，其中強調：

「對研究對象利益的關注，必須始終高於對科學和社會的利益。」

也就是說，被實驗者他們有絕對的自主權可以決定是否要繼續接受實驗，而實驗也必須是在保護被實驗者的權益考量下進行。

二、倫理價值

知情同意原則的倫理價值呈顯在：

1. 尊重主體

知情同意原則強調對主體的尊重，而不以公眾利益來要脅被實驗者應該為此更大利益而犧牲。它保障了每個主體的存在價值都是等同的，正如同羅爾斯所言：

「每個人都擁有一種基於正義的不可侵犯性，不能以社會利益之名加以踰越。」[4]

2. 尊重人格

讓病人進行知情同意，乃是對病人人格的一種尊重，因為它保障了病人的自主權以及同意權，讓病患對自己本身所要遭受的醫療能夠進行決定，而非是讓他人主宰。

4 John Rawls, *A Theory of Justice* (Oxford: Oxford Univ. Press, 1971), p. 3.

三、由理論到實踐的挑戰

問題 對病人進行保護性醫療措施是否恰當？

所謂的保護性醫療，指的是在某些特定的情況中，醫生不把病人的真實病情告知病患本人，以避免病人產生消極的心理反應或做出傷害性的舉動。例如：面對某些癌症末期或治癒希望渺茫的病症，醫生有時基於保護病人的立場，或是出於病人家屬的要求，而選擇對病患隱瞞病情。但這種行為是否是一個恰當的決定呢？在未取得病人本身的知情同意，而對病人進行醫療，儘管是出於對病人的保護，但在醫學倫理上，這仍是我們應該要避免的。

這個問題我們可以分成三個方向來思考：

(一) 病人「知」的權利

在課堂中，筆者常會問同學兩個問題，第一個問題是：「如果你罹患了癌症，你會不會希望知道自己的病情？」針對這個問題，幾乎所有的同學都會表達出希望知道自己的病情，但有趣的是接下來的第二個問題：「如果你所愛的人（例如：父母）罹患了癌症，你會不會告訴他真實的病情？」關於這個問題會選擇誠實告知的常常是第一個問題的三分之一的人數，大多數的人在這時會選擇不予告知。詢問其理由，大多是擔心對方無法承受負面消息的影響，因此寧願選擇不告知實際病情。會產生這種落差使我們意識到我們自身所存在的雙重標準，我們一方面不允許別人隱瞞我們，侵犯我們「知」的權利，但另一方面我們卻又以愛之名，進行侵犯他人「知」的權利。會產生這種落差的原因，有可能是因為我們對他人的反應以及心理承受度無法確實把握，因此，我們寧願選擇一種比較保險的方式，讓自己來代替對方煩惱，更讓自己來替對方決定他所要接受的醫療。然而，在這種保護的過程中，我們卻是對對方權利的一種侵犯、對其人格的不予尊重。而這種侵犯所產生的不良後果，有時遠比我們所能想像的更多。

(二)規劃生命的權利

上一點所說的不良後果，主要便是呈現在我們取消了病人本身對生命規劃的權利。每個人都應該是自己生命的主人，沒有人有權利可以替他人決定他們的命運。但如果我們對末期病人採取保護性醫療措施，而未告知實情，使他喪失了對自己最後生命的規劃權，這對病人而言實在是一件非常不公平的事情。如果我們的生命只剩下三個月，與我們的生命還剩下二十年，對這二者的生命規劃絕對會有所差別。若我們不讓病人知道他們的生命所剩無幾，那麼他們很可能無法對最後的生命做出最迫切的規劃，他們可能喪失完成某些夢想的權利。

「醫療的目的是行善，是實現患者的最大利益。但最大利益並不只是一個專業技術指標，而且與病人的社會文化背景和主觀性的認定有關。」[5]

因此，就這點來考量，保護性醫療措施仍是不可行。

5　程國斌，〈知情同意臨床實踐中倫理學技術研究〉，《中外醫學哲學》，第四卷，第 2 期，2002 年 12 月，頁 42。

(三) 由醫病關係而來的承諾

基本上，當病人尋求醫療人員的醫療服務時，他們彼此之間便因此而建立起一個醫療關係，這個關係一端是醫療人員，另一端則是病人本身，而非病人家屬或其他的關係人。醫療人員因著這個醫療關係而對病人具有醫療上的道德義務，他必須對病人負起責任，而不是對其他人負起責任。因此，出於病人家屬的要求而對病人本身進行隱瞞，便是違反了醫療人員對病人的義務。此外，醫療人員對病人病情的隱瞞，也會破壞醫病關係中的信任模式，使病人無法完全將自己交託給醫療人員，如此對於醫療行為也是一種傷害。是以，對病人進行誠實完整的告知，不僅是應盡的義務，更是確保醫療品質的必備條件。

第四節　行善原則

一、核心意義

行善原則和不傷害原則其實可以看作是一組原則，兩個原則所指向的意義非常相似，只是不傷害原則是一個消極的原則，而行善原則則是一個積極的原則。不傷害原則主要在告訴我們「不要」做出傷害病人身心靈的事情，而行善原則則是強調我們「要」做出有益於病人身心靈的事情。

行善原則是所有醫學倫理原則中，最能體現醫療人員價值的一個原則。醫療人員之專業要獲得大眾的認可，常是來自於他們的專業知識與技術，但他們若要獲得大眾的尊重與敬愛，則得視其是否履行了行善原則。

行善原則，簡而言之就是強調醫療人員應該努力把利益加在病人身上，儘可能地對病人施予仁慈且善良的德行。但是，這種對病人仁慈的行為並非是一種強迫性的行為，因為它並不是一種具有強制性的義務，我們並非一定要如此做。但是去履行這種仁慈且善良的德行，卻常常是醫療人員最高價值的展現。因為這表示出他們不僅關注到病人身體上的病痛，同時更表達出他們意識到病人作為一個完整的「人」的需求。

行善原則常常是指我們在基本的醫療行為之外，為病人做的更多。它不單是在醫療上多為病人設想，同時在病人的整個生活上都能夠儘可能地施予幫助，以使他們的生命品質能夠更加完滿。

二、倫理價值

當醫療人員實踐行善原則時，其呈顯的倫理價值為：

1. 個人價值的展現

當醫療人員能夠關注到病患的利益，並且積極付出自己的關愛，把仁慈與善良的行為加諸到病人身上，對病人而言，這不僅能夠使病人獲得更好的醫療品質，同時對醫療人員而言，也是他們自身人格價值的最高展現。因為，仁慈與善良，並非是一種強索的義務，它不是非如此不可的行為，沒有人有那個權利去要求你「必須」如此做。但對於這些仁慈、善良的德行，我們又非常期待它們能夠被實踐，期望他人能夠以仁慈且善良的方式來對待我們。因此，當他人能夠以這種方式來對待我們時，他們在情感上所能獲得的認可將遠較義務而來的行為更高。因為，義務所代表的意義是你「必須」如此做。但仁慈與善良則是指向你「願意」如此做。當我們必須如此做時，個人在這當中是沒有什麼選擇的權利的，儘管他不想如此，他仍必須如此。是以，他所能因此而獲得的認可便遠較於那些明明可以不必如此做，但他們卻願意如此做的行為來的少。

2. 醫療基本精神的體現

醫學之父希波克拉底在《論可貴的品行》中言：「愛人與愛技術應是平行的。」、「醫生態度要沉靜，對病人要非常關心，以沉靜回答異議，不可發怒，在困難面前要保持鎮靜。最主要的是反覆地檢查，以免錯誤。」此說明了一個盡職的醫療人員，他所應該對病人抱持的基本態度，不應該僅只是醫治病情，他同時還應該對病人付出關愛。只有當我們能夠發自內心真誠地關心病人時，我們才有可能更加設身處地的為病人進行設想。

三、由理論到實踐的挑戰

問題 什麼行為屬於行善？我們如何區分對病人「應該」去做的行為以及「需要」去做的行為？

在「應該去做」以及「需要去做」之間的主要差別在於：前者乃是一種強制性的義務，具有強索性，而後者則否。面對病人的醫療時，我們對病人具有某些「應該」去做、非做不可的行為，例如：不可造成病人的傷害、應該告知真實病情、應該在醫療之前取得病患同意等，這些都是我們必須如此、非此不可的行為。若違反了這些行為，我們不僅必須承擔起道德上的責任，有時甚至還必須肩負起法律上的責罰。

而「需要」去做的行為，則不具有道德或法律上的強索性，我們可以選擇是否要去做。若我們不如此做，也不會受到任何責罰，但是，可能做了會更好。

筆者有一個學生在安寧病房工作，她曾經分享一個故事：在她所要照護的病人之中，有一位女孩罹患了乳癌末期，她的男朋友在她生病的期間對她照顧的無微不至，並且不離不棄。這位女孩在進入安寧病房之後，透過整個工作團隊的幫助，已經能夠逐漸接受自己即將面臨死亡的這個事實。而她在一次跟這位女同學閒談的過程中，透露出有一個心願無法完成讓她心有遺憾，那便是無法披上婚紗和男友照結婚照來作為紀念。這位女同學聽了之後，私下利用空閒的時間連絡婚紗公司，希望能有公司願意提供協助來幫助這位女孩完成她的夢想。終於在嘗試許多間公司之後，有一間婚紗公司願意提供免費的禮服以及攝影相關設備，幫助女病患圓夢。這位女同學跟筆者講述這個故事時，提到這位女病患當時所流露出的快樂以及幸福的感受，讓她久久不能自己。事實上，在他們的工作項目中，並不包含找婚紗公司來攝影的這個部分，這並非他們「應該」做的，但是，這位女同學卻感受到這項行為對病人本身所可能帶來的意義，因此，她如此去做，對她而言，這是「需要」去做的。

是以，在「應該」以及「需要」之間，有時這些行為所能帶來的效益是相同的，都是能夠對病人提供醫療上的幫助，但是因為有著是否具有義務上的差別，也因此，在實際行為上，後者常常被我們所忽略。事實上，當病人有這個「需要」時，醫療人員應該儘可能地對病患提供相應的幫助，因為，這不僅是在成就病患，同時也是在成就自己，完成自己的存在價值。

問題 所謂的利益病患，就是指對病患有求必應嗎？

在行善原則中，我們知道此原則的目的在於利益病患，盡可能將利益加在病人身上，但所謂的「利益病患」卻是一個非常含混的詞。它有可能遇到一個問題：若病患所希望的「利益」，與我們專業判斷出的「利益」並不一致時，我們應該如何選擇？若我們所認為的行善，並非病人所想要的，那還能夠算是利益病患嗎？

換句話說，當我們在談「利益病患」時，這個所謂的利益，該由誰來界定？我們是要努力去滿足病人所希望的利益，還是站在我們的角度去將我們認為的利益給予病人，不論病人想不想要？例如：病患的健康狀況已經不允許他吃甜食，但他卻嗜甜食如命，這個時候他希望你能滿足他這個希望。站在醫師的角度，假設你知道病人若吃了甜食之後，會對他的健康產生不良的影響，你應該成全他嗎？究竟同意與不同意，何者才是行善？才是所謂的利益病患？

基本上，我們可以將一個行為區分為三個部分，一個是「行為的動機」，也就是你為什麼進行這項行為的理由；二是「行為的方式」，也就是你是採用甚麼樣的方式來進行這項行為的；最後是「行為的結果」，也就是你的這項行為會產生甚麼樣具體的影響。

有時候，我們行為的動機是好的，但若選擇了錯誤的方式，則有可能產生不好的結果。例如：我們希望孩子成材，因此嚴厲的教導與訓練他，結果導致他精神崩潰。我們的動機是為了他好，但卻選錯了方式，因而導致不好的結果。

有時候，我們行為的動機是不好的，但卻陰錯陽差地導致一個好的結果。例如：我們想推一個人跌倒，卻恰巧使他避開迎面而來的車禍。我們的動機是想傷害他，但卻反而讓他避開更大的傷害。

究竟行為的判斷，是應該依照行為的動機還是行為的結果？這樣一個問題，就如同行善原則一樣，我們的行善，是出於利益病患的心態（不論結果是否有造成利益），還是端視結果是否真的對病人產生利益？

筆者認為，在行善原則的判斷上，行為的動機良善與否，較之行為的結果是否有益更為重要。因為，「結果是否有益」本就是個複雜的探討，它涉及了對誰有益、甚麼情況下有益、有益的效果與期限有多久、益處間的彼此衝突與權衡問題。因此，要清楚地界定這個結果的益處，並不是容易的事情。但我們的心態是否是為著想要產生好的結果，卻是比較容易判斷與分辨的。因此，在行為結果的利益計算無法清楚明確的情況下，確認自己的每個行為都是出於善意，是比較具體且必須的。當然，我們的目的還是希望我們行為的良好動機能夠真的產生良好的結果。

故，回到我們先前的問題：當病人的希望與我們對利益病患的判斷產生衝突時，我們是要完成病人的希望，儘管這個行為可能對他有害，還是要堅持我們對病患健康的把關，儘管這項醫療方案病人並不喜歡？

我們可以去思考與檢視：

1. 這項醫療方案的動機為何？當我們提出這項醫療建議時，我們所抱持的理由是甚麼？是真的對病人比較有益，還是對自我的研究或者執業比較有利？

2. 這項醫療方案的方式是否有更加完善的可能？我們有沒有可能去找出能夠同樣對病人有益，但卻不會產生傷害的方案？

3. 這項醫療方案是否能夠確實產生對病患的利益？若我們自己也不是很確定它的效果，或者，它確實能夠對病人產生益處，但這個益處卻非常小，那麼我們是否仍要堅持病人如此做？

4. 若這項醫療方案真的對病人很有益，那麼我們是否有其他方式可以縮短與病人之間意見的差距，例如：加強與病人間的溝通，使病人能夠更加清楚我們提出這項醫療方案的理由與目的。因為，有時病人反對某項醫療方案，並非出自於他自身對此方案的排斥，而是來自於他對此醫療結果的不了解。而這有可能是我們在告知的部分做的不夠詳細與明確所造成的後果。

當我們審視完以上幾個部分之後，若基於醫師的專業判斷，此項醫療方案仍是較有益於病人時，此時所謂的行善原則的履行，仍是應該勸導病人接受此項醫療，這是自身責任的完成。但病人是否接受，則屬於自主原則的部分。但至少，醫師之行善有努力去執行。

第五節 誠信原則

一、核心意義

誠信原則主要指的是醫療人員與病患之間的一種對應關係。醫療人員必須先以「誠」待之，方可獲得病人對其之「信」。「誠」在此所代表的意義為：醫療人員對於病人應該做到誠實、忠誠、真誠，如此病人才有可能去相信與信賴醫療人員的醫療。此原則的具體落實為：

1. 醫療人員對病人的「誠實」，表現在對於病情的告知實情上。

也就是對於病人的病情，包括其診斷的結果、可能的治療方式、治療的成效與可能產生的併發症等相關訊息，醫療人員都不應該對病人有任何的隱瞞，應該誠實告知病情的所有資訊，讓病人確實把握自己身體的真實狀況，以對自己的健康做出相應的安排與決定，並避免保護性醫療措施所可能會對病人造成的傷害以及利益的損失。

2. 醫療人員對於病人的「忠誠」，則表現在保守診療祕密上。

醫療人員應該清楚地認知到在整個醫療過程中，病人才是他們主要的服務對象以及應當負起承諾的對象。當病人將身體的病痛囑託給醫療人員照護時，醫療人員便因此而對病人負起醫療上的相關義務與責任，醫療人員不能做出傷害病人的行為。而對於病人病情的守密，亦在醫療人員應盡的義務當中，醫療人員應以保護病人為主要目標，切忌做出傷害病人之行為。醫療人員基於其業務而由病人方面所獲知的相關訊息，都應該為其保守祕密，包括病人的病歷、病人在人際關係上的相關訊息都不得無故洩漏，以避免造成病人身心上的傷害。病人對於自身病情具有完全的自主權來決定要透露給誰知道以及要透露出多少的病情資訊，而醫療人員不應該代替病人去行使這項權利。

3. 醫療人員對病人的「真誠」，則表露在對病人的同理上。

此同理心在此特別是指向在告知實情的過程中，醫療人員應該努力設身處地的站在病人的角度去思考與感受病人在獲知相關病情時，所可能產生的沮喪、焦慮和恐懼等負面情緒，進而嘗試以積極、正面的態度進行病情告知，以使病人即使在獲知不好的病情資訊時，仍能保持希望與信心去面對疾病的挑戰。

而當醫療人員能夠確實落實這三個「誠」之後，病人才有可能交付出自己的「信」，而對醫療人員的醫療產生信任之情；只有在確認了對方是值得信任的時候，自己才有可能交付出信任。只有建基在信任基礎上的醫療，才有可能達到最好的醫療效果。佩里格里(Pellegrino)認為：

「與懷疑相比，信任關係更具現實意義，更富理性，從現象學角度看來更為和諧。」[6]

---

6 Pellegrino, E. D., Trust and distrust in professional ethics, *Ethics, Trust and the Professions: Philosophical and Cultural Aspects.* (Washington DC.: Georgetown Univ. Press,1991), p. 70.

新聞案例討論

【2005 年 11 月 29 日報導】台中市長選舉之前，某立委及台中醫界聯盟共 12 位醫師召開記者會，公布胡志強九十一年九月在台中榮總的體檢報告，其中詳細羅列醫師所開的處方箋，並據此推斷胡志強罹患嚴重糖尿病，而再度中風的機率高達 70%，質疑胡志強的健康問題。並認為如果他的健康情形不好，就應該退出選舉。

衛生局官員表示，只要證實病歷屬實，將會依醫療法追究相關人員的法律責任，但如果是假病歷，也無法可管。台中榮總則發表聲明，有關外洩病歷是真是假，醫院無法證實，但會配合衛生局調查。

請問，在這則新聞事件中，你認為參與公職人員選舉的候選人，其病歷是否應該被公開？若未經病患同意，而洩漏病情，是否違反醫學倫理？

二、倫理價值

1. 保障病人之自主權

為病人保守診療祕密，對醫療人員而言，乃是他們應盡的義務，為病人而言，則是對他們自主權的保護。病人雖然將自身的病痛交付給醫療人員進行救治，但醫療人員卻非因此而具有對此病情的「所有權」，畢竟這個疾病仍是依附於病人身上，因此，病人對此疾病具有絕對的處置權。在自主原則中，它代表的意義為病人可以自己決定要不要接受醫療，或者要接受什麼方式的醫療；而在誠信原則中，此處置權則代表了病人可以自己決定要不要將病情透露給他人知道，以及要透露出多少病情資訊給他人知道，而這些都不是醫療人員可以憑其專業來越俎代庖的。故誠信原則乃是強調對病人自主權的一種尊重，它要求醫療人員即使基於他們的業務而獲知了病人的相關病情，但他們也不能任意散播相關的資訊，而應該以保護病人為基本義務。

2. 有助醫病間信任關係的建立，並促進醫療成效

倫理主要探討的是「關係」，中國傳統中所謂的「五倫」，便是對於五種人際關係應該如何相處進行探討，而其中的「朋友」關係，強調的是朋友有「信」，也就是朋友間的相處關係應該建立在彼此互信上頭。在前面的章節中，我們提到了醫病關係之間，不應該是一種從屬關係，而應該是一種朋友、夥伴關係，醫療人員與病人乃是共同完成醫療這項行為。是以，在這種朋友關係的建立過程中，它就應該是以「信任」為基礎，醫療人員必須做出能夠讓病人得以信賴的行為。

首先，醫療人員對病人的「誠實」，也就是告知實情，有助於病人對醫療人員產生信任。若病人發現醫療人員並未誠實地告知完整病情時，將會在心理上對醫療人員產生不信賴感，從而排斥醫療人員所做出的相關醫療建議，因為他不能確信自己當前所獲知的相關資訊是否就是自己病情真實的資訊。因此，醫療人員若能對病人誠實以對，方能使病人願意交付其信任。

其次，醫療人員對病人的「忠誠」也是促進醫病關係的重要一環。當醫療人員破壞對病人的忠誠，而未能幫病人保守診療祕密時，病人可能基於自我保護，而不願意將某些涉及私密的訊息透露給醫療人員知道，因而造成病情的判斷錯誤。或者隱瞞某些具有負面意義的病情反應（如：吸毒、精神疾病等），而造成醫療上的延誤。故醫療人員為能進行較好的醫療，首先便必須取得病人的信任，使病人相信自己是受到良好的保護，如此才有可能在醫療的過程中，誠實地對自己的病情進行完整、真實的陳述。故為病人保守診療祕密對於良好的醫療乃是不可或缺的行為。

「醫師有義務對關係病人的訊息守密。守密乃為治療關係中的信賴提供基礎。」[7]

最後，醫療人員以「真誠」之心對待病人，也有助於獲得病人情感上的認可，而比較能夠放心將自己交付與醫療人員，並有助於彼此的溝通，故真誠的對待方式，能有助於醫療之進行。

7 Peter Singer 編著，蔡甫昌編譯，《臨床生命倫理學》，（台北：財團法人醫院評鑑暨醫療品質策進會，2003），頁 72。

三、由理論到實踐的挑戰

問題 為病人保守診療祕密，是否是一個絕對的原則？是否有例外的情形？

誠信原則強調要為病人保守診療祕密，但這是否意味著在任何情況下，我們都不可以洩漏出病人的病情呢？或者說，為病人保守診療祕密，是否在任何狀況中，都是對病人最好的保護？

事實上，這個原則就如同不傷害原則一樣，它只是一個基本的原則，但卻非一個絕對的原則。理由在於，確實存在著某些情況，透露病情會比保守診療祕密來的更加重要，這些情況大致可分為三種：

1. 當它與法律責任相抵觸時。

當病人的病情資訊已經涉入法律程序，而需要這份資訊作為輔證時，我們便不需要再繼續保守這些診療祕密，因為它已經涉及到另一個人的法定權利，基於公平與正義原則，我們亦應顧及到相關的當事人的權益，故這時病人本身的隱私權便不再具有優先性。

2. 當我們繼續保守診療祕密，會使第三人遭受傷害時。

若病人的某些病情，會在未告知的情況下造成他人的傷害，則此時我們便不應該繼續為病人保守診療祕密。例如：先生在外行為不當，因而罹患愛滋病，則此時基於保護太太的考量，醫療人員應該對其太太進行病情告知，以保護其安全。或者是某些具有攻擊性或傷害性的精神病症，基於保護他人安全的立場，也應該對相關人員進行告知，而不應再繼續保守診療祕密。

3. 當保守診療祕密反而會使病患本身受到傷害時。[8]

例如病患為失能狀態，則此時基於保護病人的立場，應該對相關照護人進行病情告知，以保障病人的人身安全。

是以，保守診療祕密並不是一個絕對的原則，它仍須針對實際狀況的考量，去進行修正。只是若情況符合上述三種狀態，因而對他人進行病情告知時，仍有幾點須特別注意：

1. 告知的對象，應以與病情相關之人為限。

也就是不能無故散播病人的病情給那些與此病情無直接相關者，病人的病情只能夠對相關人進行告知，與此不相干者，仍應對其保守診療祕密。

2. 在告知的過程中，仍應顧及到病人本身的感受。

當我們要將病人病情傳達給第三者知道前，仍應儘可能取得病人本身的同意。若仍無法取得病人的同意，但基於保護第三人權益的考量下，則仍應先知會病人本身，而不應該在其不知情的狀況下，先將病情透露予第三人。

---

[8] 由於我國目前通過所謂的“人類免疫缺乏病毒傳染防治及感染者權益保障條例”，其中第十四條規定:「主管機關、醫事機構、醫事人員及其他因業務知悉感染者之姓名及病歷等有關資料者，除依法律規定或基於防治需要者外，對於該項資料，不得洩漏。」因此，醫療人員仍應先上報主管機關，而非先行告知家屬，否則將被處新臺幣三萬元以上十五萬元以下罰鍰。

問題討論

?!

1. 你認為當病人罹患重大疾病而無法治癒時，我們是否應該告知病人實情？若他的家人認為不要告知，我們是否應該遵從家屬的意願，對病人保密？
2. 你認為效益原則在醫學倫理中的重要性為何？
3. 你能否舉出在臨床上違反正義原則的實例？

MEMO

Chapter

醫學倫理中的道德判斷方式

本章摘要

本章主要探討下列議題：

一、我們如何進行正確的道德判斷？

二、七個判斷步驟之倫理價值與要點為何？

三、我們如何在實際案例中，進行正確的道德判斷？

第一節 道德判斷的重要性

由於醫學倫理乃是「醫學」與「倫理」這兩個領域的結合，它不是單純的只探討醫學問題，也不是思考一般人在日常生活中所會面對到的倫理問題，它探討的是在醫學情境中所面對到的倫理問題。對醫學倫理中所面對的問題進行一種道德判斷並不容易，它的困難主要呈現在醫學科技與倫理規範的幾個差異上：

1. 目的不同

醫學科技的主要目的是儘可能地在人類智性所能達到的程度上，努力發展其知識與技術，為人類尋求更大的生存可能。當人類的能力能走到多遠，醫療科技就期許「能夠」走到多遠，它的方向是一直努力地向前進展。

而倫理規範則是在探討人與人之間彼此關係的相處規範，它企圖找出一套行為的標準，來保障這些相關人的權益，而不因某些強力因素而使某些人受到損害。它是在所處的環境中，反覆地思考、尋找可行的行為方式。倫理思考的重點不在於我們「能夠」怎麼做，而是在於我們「能否」如此做。因此它的方向不只往前，有時它還必須向後去回顧，藉由過去智慧的累積，重新審視當前所面對到的問題。

2. 思考角度不同

醫學科技思考的是「實然」的問題，也就是我們究竟在實際狀況中，有沒有辦法完成這項醫療；而倫理則思考「應然」的問題，也就是不論我們現實狀態中有沒有那個能力，倫理要探討的乃是它應不應該被完成的問題。換句話說，儘管當前的醫學科技已經可以完成某項醫學研究，倫理上的考量也不會因為我們已經具備這樣的技術與知識，就認同它的可行性，而是還要視其是否符合倫理價值而定。

在這種差異中，我們看到兩股力量：一方面，醫學努力地發展人類智性的可能性，而努力地往前衝；另一方面，倫理則像是一條繩索，用力地拉住醫學向前衝的力量，希望在醫療科技發展的過程中，能夠同時兼顧到它存在的合理性理由。「能夠做」並不因此而代表它「可以做」，比如我們具有殺人的能力，但我們卻不可以因此而去殺人。相同的道理，在醫學上我們能夠做出某些醫學研究，但卻不盡然代表我們就可以去做那項研究。例如：複製人的議題，在成功複製出羊、牛、狗等動物之後，要複製出一個人類似乎已經不再是天方夜譚了，但為什麼目前各國都禁止複製人的研究呢？理由就在於它無法解決這項醫療科技所會帶來的倫理問題。在醫學與倫理之間，我們需要找出一個平衡點，既不過度阻礙醫學的發展，也能同時兼顧到倫理的要求。

但這樣的平衡點，容易找到嗎？特別是醫學的問題裡，常常都是兩難的問題。當我們面對一件錯誤的行為時，我們很容易在「對」與「錯」之間，做出正確的判斷，例如：當病人不願意好好的配合醫療人員的醫療，我們可不可以就此殺了他呢？答案當然很清楚，這是很明顯的錯誤行為，是千萬不可行的；但是情況如果換成是一位病人長期受到病痛的折磨，且當前的醫療並不能有效地提供他恢復健康的可能性，在他全身插滿管子的情況下，他要求醫療人員能夠讓他安樂死，當此之時，我們應不應該同意他安樂死呢？

要對這個問題進行回答，顯然就比前一個問題困難的多，理由就在於這是在「對」跟「對」之間進行抉擇。支持安樂死的人會認為每個人應該都有尊嚴地死去的權利，因此當他自己的生命遭受到尊嚴的嚴重損害時，他應該有放棄這些醫療的權利；但反對安樂死

新聞案例討論

【2008 年 2 月 21 日報導】台北某對夫婦兩年前生下一名小男嬰，在男嬰半歲時發現他罹患了「乙型重度海洋性貧血」，每三週便需要輸血治療一次。如今必須每天施打排鐵劑長達八到十小時，相當煎熬。醫師表示此病得靠幹細胞移植才可能根治，否則鐵質仍會緩慢沉積在心臟、肝臟等器官，最後可能因心衰竭而致死。

這對父母於是在前年八月向醫院求助，要求訂做一個「救命寶寶」。這位二十八歲的媽媽在四個月間，總共挨了三十針排卵針，過程相當辛苦，她卻很堅強，歷經兩次失敗後，終於在去年成功懷孕。

醫師在將胚胎植入子宮前，已先進行基因篩選與人類組織抗原配對，該名母親於今年一月底成功產下一個健康女嬰。這個女嬰出生時體重三千克，臍帶血已保存下來，預計在四、五月間將為哥哥進行移植，拯救罹患重度海洋性貧血的兩歲哥哥。醫師表示成功率至少九成。

請問，你認為是否可以訂做這樣的「救命寶寶」呢？對這名女嬰而言，是否公平呢？

的人則認為人的尊嚴就是呈現在面對痛苦以及考驗的勇氣，人不應該逃避痛苦。這兩種主張都有其合理性依據，都有他們「對」的部分，因此在這種「對」跟「對」之間，我們很難進行判斷。醫學倫理幾乎都在面對著這種兩難問題，都是在醫療科技與倫理規範之間進行拔河，那麼，當我們必須做出決定時，我們該怎麼辦呢？

為醫學倫理所面對到的兩難問題進行道德判斷，其重要性主要呈顯在醫學的對象上。醫學的主要對象乃是人的生命，而生命的健康無礙又是美好人生的基礎，我們沒有理由去否定這樣的說法：人生中的一切幸福都可說是建碁在健康的人生上頭。因此，醫學所面對的對象遠較其他專業來的重要，也因此，在醫療上所進行的判斷也就至關重要了。如何進行一個正確的判斷，乃是醫療人員應該努力去完成的。

「若我們不知道自己的價值觀是什麼，或是為什麼看重某些觀念、信仰、態度，以及行為，那麼我們就不能作負責任的倫理決定。因此，更證明了我們需要學習倫理學及學習如何作倫理抉擇之過程。」[1]

一個正確的道德判斷，應該具有幾個特徵：

1. 全面性

在進行道德判斷時，應該仔細地去思索所有相關的人事物，收集完整的訊息，而不應當只依憑部分訊息即倉促做下決定，更應該要嘗試從各個角度進行思考，以增加判斷的準確度。

1　Judith A. Shelly 著，江其蕙譯，《困境——護理倫理指南》，（台北：中華民國護士福音團契，1992），頁 23。

2. 審慎

避免草率的決定，在判斷的過程中要保持謹慎的態度，避免一種未經審慎的直覺式思考模式，單憑表象就下判斷，應反覆審視自己的判斷是否已經是經過深思熟慮之後才下的決定。

3. 避免偏見與獨斷

在對事情進行判斷時，應該保持開放的態度，不應該預先抱持某些偏見或看法。當我們抱持著特定觀點去評價事物時，常常會使我們看不到真正重要的東西。

只有當我們符合了以上幾點的要求，我們所做出的道德判斷才有可能是比較客觀合理的。

第二節　道德判斷的方式

要為所面臨的問題進行一種道德性的思考，有一些輔助的方式。安德森(Arthur Andersen)提出所謂的七個判斷步驟，來協助我們進行道德判斷，它們分別是：

步驟 1　蒐集相關事實

步驟 2　道德問題為何？

步驟 3　有哪些主要關係人？

步驟 4　有哪些解決方案？

步驟 5　對方案進行道德性評估

步驟 6　對方案進行實際性評估

步驟 7　做哪些最後的決定[2]

[2] 本書採用蕭宏恩在《醫事倫理新論》中的看法，將第三步驟與第四步驟調換，以使我們在進行道德判斷時，能夠先完整把握到所有的相關情況，再據此提出解決方案。

而進行這七個判斷步驟有一個要點需要特別注意：判斷的方式，必須按照次序由第一個步驟開始進行，依序進行至第七個步驟，而不可用跳躍的方式進行。理由在於，我們常見的錯誤判斷常常都是因為對於實際狀況未有完整把握的情況下便做出了我們的決定，因此容易產生錯誤。此七個判斷步驟便是要避免這種錯誤，而希望是在一種對事物進行全面性的考量之後，才嘗試思考有哪些解決的方案，並且是在對這些解決方案進行理論以及實際性的考量與分析之後，才做出最後的決定。此種方式，不但思考了事件當中的人、事、物，並且思考了問題的主要癥結點，以及理論與現實層面的限制與考量，故當我們進行到第七個步驟時，已經對於事件本身有一個完整的把握，故做出來的判斷是一種較審慎、全面性考量的判斷，而不是一種粗糙、獨斷的判斷。

現將此七個判斷步驟在倫理判斷上的意義，以及進行方式分述於下。

一、蒐集相關事實

(一) 倫理意義

我們對一個人的判斷真不真確，常常是依憑於我們對他的瞭解夠不夠深，當我們能夠對他瞭解的越多，獲知他的相關訊息越多，我們所能依此得到的判斷也越容易貼近他。同樣的，當我們要為一件事情進行判斷，我們首先也必須先對這件事情進行瞭解，若我們對於事情的前因後果，或者相關的人事物都不清楚，那我們如何對它進行正確的判斷呢？

因此，在進行判斷之前，一定要先蒐集跟這件事情相關的所有資訊。我們能夠把握到的訊息越多，我們就越能夠據此做出正確的判斷。雷切爾斯(James Rachels)認為：「如果我們想發現真理，就一定要讓自己的情感儘可能地被已有的論證所指導，……而第一件事是要掌握事實。」[3]

詳盡地做到蒐集相關事實，可以避免我們的獨斷。事實上，我們總是對很多事情、很多人一直在進行判斷或評價。我們總會說某人不應該怎樣或某事不應該那樣做…。但當我們在進行這樣的判斷或批評時，很多時候我們是在資訊不完全的情況下就表達了我們的看法。這種草率的作風，常常使我們對事情錯失了真正瞭解的機會，也使我們容易落入以偏概全的窠臼中。故當我們要為事情進行判斷時，我們必須要先把相關事實釐清清楚，當我們對事情的來龍去脈、前因後果都有完整的資訊之後，才能夠繼續進行接下來的判斷步驟。

「每一個倫理上的困境都會因情緒、偏見、價值觀、溝通問題的影響而變得混淆不清……個人的偏見有時會因為獲得較多、正確，且適當的資料而有所改變。」[4]

先對相關事實做出完整的把握，乃是一種負責任的判斷態度。它表達出我們乃是出於一種審慎而非草率的判斷，這也是對我們所要評介的對象或事物的一種尊重。

---

[3] 參見 James Rachels 著，楊宗元譯，《道德的理由》，頁 12-3。

[4] Judith A. Shelly 著，江其蕙譯，《困境——護理倫理指南》，頁 44。

(二) 方式

在蒐集相關事實的部分我們必須：

1. 不僅僅透過親身的見聞，同時還要蒐集他人的所見所聞。

因為我們不見得每次都在行為當下親臨現場，能夠獲知的直接訊息不多，因此，我們必須依賴事後所蒐集的資訊來幫我們拼湊出事情的輪廓，故多方蒐集相關的資訊有助於我們對事情的掌握。

2. 把不相關的資訊排除。

在為事情進行判斷時，我們應該去除不相干的事實，因為他們會影響我們的判斷。很多時候，我們常常在因果關係間做了不正確的連結，以致判斷容易出現錯誤。是以，在進行判斷的過程中，我們應當要去分析這些資訊究竟跟我們所要判斷的道德事例有沒有關係？若沒有關聯，則應該先將之排除，以免造成我們認知上的混淆。

3. 醫療人員在進行道德判斷時，不應只注意到跟醫療相關的訊息，而應該同時注意到病人整個人生的相關線索。

因為人在為自己進行醫療決定時，他的考量點不見得完全著眼於醫療效果上，當一個病人決定放棄醫療時，他不見得是因為擔心醫療的成效，有時候可能還有其他諸如經濟、家庭、生涯規劃等考慮在影響著他的最後決定。故當我們要為事情進行判斷時，必須從多個面向去把握與蒐集相關資訊，如此才能夠幫助我們進行一個最妥善的決定。

這也是為何近年來醫界越來越重視所謂的「敘事醫學」(Narrative Medicine)。藉由病人對自身故事與感受的敘事過程，我們得以增加對病人身體層面之外的理解，而這些常常是病人之所以進行某些醫療抉擇的關鍵。

二、道德問題何在？

(一) 倫理意義

當我們對整個事情的相關資訊都有一定程度的把握之後，我們接著必須要思考究竟我們當前的判斷主要是在考量什麼道德問題？也就是究竟是什麼樣的道德考量，迫使我們不能單純的依憑己意去行為，而必須再三思量與斟酌行為的決定？

若我們無法在下判斷之前，先把所要面對的倫理問題釐清清楚，則我們很可能會在下決定時，背離了它的倫理價值，而做出違反倫理要求的決定。例如：當我們面對要求墮胎的婦女時，若我們忽略了這當中所會涉及到的生命權以及自主權的道德問題，則我們很可能基於某些實際狀況的理由，如經濟因素、心理因素等現實面考量而直接幫助婦女墮胎。這個決定雖然某程度上符合了婦女的自主權，但卻嚴重違反了對胎兒生命權的保護。因此，當我們進行倫理判斷的時候，若我們沒有先將所會涉及到的道德問題都一一列出，則我們就很可能顧此失彼，而做出錯誤的判斷與決定。

(二) 方式

當我們要進行一個符合醫學倫理的判斷時，在這個第二個步驟中，我們應該：

1. 先釐清整個判斷的核心倫理議題。

也就是說，在這個議題中，先去找出我們所希望達成的倫理價值究竟是什麼，以及這個議題主要涉及到的倫理問題是什麼。換句話說，也就是當我們面臨一項行為的決定時，我們為什麼不能直接想怎麼做就怎麼做？那個使我們必須停下來想一想，是否可以如此做的那個癥結點究竟是什麼？除了法律上的約束力量之外，那個使我們內心隱隱覺得應該要加以顧慮的東西，究竟是什麼？而這種顧慮，常常就是倫理問題的主要指涉。

2. 關於倫理問題，不是去思考「我們有沒有那個技術去完成？」而是去思考「我們有沒有那個權利去完成？」

技術性層面是屬於「實然」的問題，它是在第六個步驟才要加以思考的，而道德考量的乃是「應然」的問題，故，在第二個步驟中，我們著眼點並不在於我們有沒有辦法完成，而是在於我們能不能去完成。

三、有哪些主要關係人？

在對事情有了一定程度的瞭解，也明白了主要涉及的倫理問題之後，在第三個步驟中，我們還需要思考這件事情究竟跟哪些人相關？對哪些人的權益會產生影響？

(一) 倫理意義

為什麼我們需要進行這個步驟呢？在前面的章節中，筆者已經強調過「倫理」最主要就是去替人與人之間的「關係」找出他們應該要有的行為規範。因此，在對行為進行判斷時，此行為究竟涉及哪些相關的人，便成為一個很重要的訊息，它代表了對所有相關人權利的重視與保障。倫理的存在目的以及價值，就是呈顯在保護相關的所有人，使每個人都能夠獲得保護，而不因著身分條件的不同，而使其應有的權利受到踰越。故，若我們只著眼於少部分人的權益，而忽略了其他人在相關事件當中應有的權利，則是對倫理價值的違反。例如前面所舉的墮胎的例子，若我們在進行判斷的過程中，只注意到眼前的婦女的權利，而忽略了她肚子裡的孩子的權利，則我們很可能會做出只有利於婦女的決定，而把當中另一個主要關係人——胎兒——的權利給忽略掉了。

(二) 方式

1. 仔細分析並一一列出此判斷所會影響到的、涉及到的相關人，並說明其相關的理由。

除了把相關人列舉出來，更重要的是還要去說明為什麼他們是相關人的理由。這個步驟的意義在於使我們能夠避免將不相關人的權益列入考量，以免混淆了我們的正確判斷。

2. 不僅找出眼前所見的關係人，更要找出隱含的關係人。

前幾年有一個新聞事件，一對恩愛且即將邁入禮堂的情侶，男方出了工作意外而過世，其女朋友悲痛不已，希望法律能夠通融讓她取出過世男友的精子，然後進行人工受孕，以留下二人愛的結晶。這件事情在當時引發廣大的討論，許多民眾認為政府不應該干涉人家想要生育的自由，但仍有許多專家學者表達出這件事情的不可行性。究竟我們是否應該尊重這位女性的自主權呢？這個問題，若我們透過判斷七個步驟中的第三個步驟，將主要關係人一一列出，我們或許就比較容易得出一個正確的答案。

在這個案例中，我們一般人所感知到的只有那個因為失去心愛的人而痛不欲生的女士，當她的悲傷透過電視畫面被播送出來時，相信每個人都因此而動容。也因此，這位女士的需求便很清楚地被我們所關注。但是，在取精生子的這個事件中，相關的人只有這位女士嗎？只有這位女士的願望必須被滿足，權利必須被保護嗎？事實上，這個案例的直接相關人還有兩位——已過世的男友，和那個希望被生出，但尚未出生的小孩。但由於男友以及那個可能出生的小孩在我們要進行判斷決定的當下，一個已經不存在，另一個則是還沒出生，所以我們很容易忽略掉他們的權利，而只關注到眼前這位女性的權益。因此，我們很容易有所偏頗而做出不正確的判斷。當我們一一分析這三個相關人的權益時，我們便會發現，進行取精生子的這項方案，事實上會產生很多道德以及實際層面的問題，必須加以再三斟酌，而非我們一開始所以為的，取精生子只是他人的自由，我們無權干涉。故第三個步驟的重要性就在於找出這些隱性的相關人，以保障他們的權益。

四、有哪些解決方案？

在前三個準備工作都完成之後，我們這時候才可以進行解決方案的提出。

(一) 倫理意義

為什麼我們不能一開始就先提出解決的方案呢？最主要的原因就是要避免偏見以及草率決定。因為醫學倫理主要涉及的是生命的議題，它跟人的生命、健康息息相關，而生命又是我們其他價值所依憑的基礎，故我們對於醫學倫理問題的回應就必須要比其他決定更加謹慎。我們可以很草率的去決定我們的午餐要吃些什麼，但我們卻不可以很輕率地去決定病人要不要開刀，因為它的影響更深更遠。

故在進行一個倫理判斷時，我們應該要先蒐集好相關的資訊、涉及的倫理問題以及找出事件的所有關係人，在對人事物都有完整的把握之後，才謹慎地提出我們的解決方案。而不是在對事情沒有清楚明瞭前，就提前倉促的做出決定。

(二) 方式

1. 列出所有可能的解決方案。

在這個步驟中，對於方案的提出必須是針對「所有可能的」解決方案，而不是去列出我們「喜歡的方案」或「認可的方案」。二者之間的差別是：前者不加入我們的預先判斷，也就是在解決方案的提出時，我們的心態是開放的，不預設任何立場；後者則是只封閉在自己所認知、所同意的可行方案中，在未進行任何評估之前，就先預設了這些方案的可行性。後者的這種做法，將嚴重違反對病人自主權的尊重，因為他們沒有做到完整的告知實情。

2. 聆聽別人的建議。

要為事情進行準確的判斷是需要學習的，沒有人是一生下來就能夠對事情進行一種全面且正確的判斷。藉由經驗的累積以及理性思惟的拓展，我們慢慢地可以在每個抉擇中進行審慎明辨的思考，並進而做出正確的決定。而在這種學習的過程中，我們常常需要別人的幫助。他人的不同觀點，可以拓展我們的視野，增加我們對事情進行一種全面性的考量，而能夠避免我們來自於個人有限性的一種獨斷與偏見。我們在做決定的過程中，很容易基於某些偏愛或習慣性，而無法對事情進行全盤性的考量，故在進行判斷的過程中，若能夠多方的吸取他人的意見，則可以增加我們判斷的廣度與深度，從而做出更加精確的判斷。

3. 從平常的生活中便多多練習道德判斷力。

我們進行道德決定的時刻，不見得每次都有充裕的時間讓我們反覆思考，很多時候，常常是在突發的狀況中需要我們馬上做出妥善的處理，因此，多去練習如何進行一種道德性的判斷，便是很重要的功課。思考模式可以成為一種習慣，當我們學習到多由事情的各個不同面向去思考事情，之後才下判斷的方式成為一種習慣之後，我們就可以逐漸避免對事情進行一種粗糙以及直覺式的考量。以後當我們在緊急狀況中必須做出抉擇時，它也比較容易是一種正確的抉擇。

五、對方案進行道德性評估

在第五個步驟中，我們所要做的便是對前一個步驟所列出的方案，進行道德性的評估。

(一) 倫理意義

為所列舉出的方案進行道德性的評估，乃是我們進行道德判斷的過程中最重要的工作。這個步驟主要便是去找出我們所提出的解決方案的倫理價值根源。它能夠幫助我們去釐清對於所面對的事件如何進行一種道德性的考量，而不至於去偏離我們所要體現的道德精神與價值。

(二) 方式

1. 衡量各個方案是否符合（或者違反）基本醫學倫理原則。

在這個步驟中，我們首先必須一一針對第四個步驟中所提出的解決方案分別進行評估。而評估的方式就是以我們在前面兩章中所論述的七個基本醫學倫理的原則（不傷害原則、自主原則、效益原則、公平正義原則、行善原則、誠信原則）來評估。

2. 說明它們符合（或者違反）的理由。

也就是當我們進行評估時，若認為此方案違反了自主原則時，則必須在後面詳述它何以違反了自主原則，以及它違反了自主原則中的哪一個部分。進行這個動作的理由在於：在很多情況下，某些方案它可能同時符合了某一原則卻又同時違反了這個原則，差別就在於我們分析的切入角度以及所抱持的理由。例如：前面提及的取精生子的例子，同意女方取精生子的方案，乃是同時符合了自主原則，卻又違反了自主原則，符合的理由在於它體現了女方的自主權，讓她決定自己是否要進行生育，但這個方案同時也違反了男方的自主權，因為他已經過世，沒有辦法為自己是否被取精留後做下自主決定。

故當我們要對方案進行道德性評估時，還必須仔細分析它們所抱持的理由，如此才能確定它們是否把握到道德原則的真義。

六、對方案進行實際性評估

(一) 倫理意義

這一步驟的主要意義就在於我們不單單在前一個步驟進行道德性的考量與評估，同時，我們也要針對這些方案在實際運作時，所可能面臨的阻礙與挑戰。我們知道在現實人生中，我們並不是只有受到倫理原則的支配，我們同時還受到法律、風俗、社交禮儀、情感、宗教、價值觀等的影響，有時候這些實際性的考量所產生的影響力遠比我們在道德上的影響力更大，事實上，在道德上可行的方案，有時候不見得能夠獲得法律的支持。因此，在對醫學倫理議題進行道德性評估的時候，我們也必須去考量現實的因素，因為它是我們重新去審視我們方案可行性的一項重要指標。倫理主要就在於「實踐」，它的價值就在於它能夠對我們實際產生作用，而不是一種只存在於腦海中的完美理論。一條再完美的倫理原則，若無法在實際人生中獲得落實的可能，那也是枉然。是以，在第五個步驟中提出道德性的評估之後，我們還必須考量這些方案的實際性評估，若這些方案無法在現實社會中獲得落實的可能，則儘管它在第五個步驟中能夠體現多重要的倫理價值，實際上它仍是一個空殼，無法產生任何作用。

(二) 方式

1. 列出各個方案在實際層面上所會面臨的問題以及可以產生的效能。

也就是去分別列出這些方案在實際面上的優缺點，再進行評估。

2. 儘可能地全面考量它在各個實際層面所可能面臨的挑戰。

所有可能影響到事件的面向我們都應該加以考慮，例如：若宗教信仰的力量對相關人影響甚深，則我們便必須把宗教的因素考量進來。之前在美國就曾經有過這樣的一個實際案例，有一個耶和華見證會的女信徒，她基於教義的要求，而堅持自己不論在任何情況下都不接受輸血，之後她生病昏迷送醫，醫生雖看到她對自己醫療的決定，但基於救人的天職，仍在判斷她需要緊急輸血以挽救性命的考量下，為她進行輸血急救，事後成功的挽回婦女的性命，但婦女清醒後卻到法院控告這位醫生，而醫生也被法院判決敗訴。

像這樣的例子，即使醫生在第五個步驟中，對此輸血的決定進行了道德的評估，而認為替婦人急救是最符合道德的要求，但在實際層面上，此方案卻因著法律對自主原則的保護以及宗教對婦女的影響力量，而使得這個急救方案成為不可行的方案。故當我們要進行決定時，除了要考量道德性因素之外，實際性的因素也必須加以考量進去。

七、做哪些最後的決定

在對上面的六個步驟都依序地分析完畢之後，我們才可以正式地做出我們最後的決定。

(一) 倫理意義

直到第七個步驟才做出最後的決定，這代表了我們是以一種全面性的角度，去確實考量事情的發生經過、涉及的相關事實，以及釐清了相關的道德問題以及關係人的權益後，對所列舉出的所有可行方案，進行道德層面以及實際層面的評估，之後才做出的審慎決定。它代表了我們不僅考量了方案的理想層面，也同時考量了它的現實層面。這種對事情進行全盤性的思惟方式，體現了一個重要的倫理精神，即我們對人的尊重。任何出於直覺、草率的思考方式，都是對相關人事物的一種不尊重，因為在這種判斷過程中，我們很容易忽略了所有相關人的權利，而做出可能違反某些道德價值的決定。而藉由七個步驟所做出的道德決定，它乃是一種審慎的、全面性的思惟方式，它代表了我們對我們所要面對的相關人的尊重、對所涉及的倫理價值的尊重。

(二) 方式

1. 從第四個步驟中所列出的解決方案裡，找出我們最後的決定方案。

在對這些所列舉出的方案進行了道德性以及實際性的評估之後，我們應該已經對這些方案的優劣有了認識，故我們應從中找出能夠產生最大效益的方案出來。

它必須是最能夠符合我們道德上的要求，且可以在現實中被實踐的方案。若它符合道德的要求，但卻有礙於現實問題的阻礙而不能被落實，則它不應該成為我們最後的決定方案；同樣的，若它無法滿足我們在道德上的要求，但卻在現實中非常可行，我們也不應該選擇它，因為我們所要進行的是一種「道德判斷」，因此，滿足第五個步驟的要求，應該是方案的基本配備。

2. 說明選擇這個方案的理由。

在第四個步驟中所舉出的方案裡，或許不只有一個方案能夠同時符合我們在道德上以及實際層面上的考量，因此，我們在決定了最後方案之後，還應該詳細說明我們選擇此一方案而非其他方案的理由，以證實它是我們所能選擇的最佳方案。

3. 列出進行的步驟。

在決定好最後方案之後，還需要列出達成這項方案的進行步驟，也就是我們如何把這項方案由理論落實為實際。這項工作可以使我們在解決問題的過程中，不至於去偏離我們的原則與方向。

4. 針對可能的突發狀況，找出因應的方式。

一個完整的行動方案，應該同時去思考它可能引發的突發狀況，或面臨到的困難，並預先做出可能的預防措施，以避免在解決問題的過程中，使方案成為無效的方案。

當我們完整地進行了這七個判斷的步驟之後，我們所做出的道德判斷將是一種比較全面性的判斷，它不再只是一種出於直覺式的反應，亦非某種帶有預設立場的偏見，而是一種整全性的解決方案。

第三節 道德判斷的實際應用

在這一節當中，我們將由實際的案例來考量這些道德判斷究竟是如何被應用以及考量的。藉由實際的演練，而使我們能夠更加地理解到一種道德判斷在醫學倫理中的重要性，以及它在思惟的過程中所可能產生的衝突。讓我們先由一個比較簡單的案例開始練習：

一、案例內容

A 先生是一位 85 歲的男性，平常須照顧家中患有中重度阿茲罕默症的妻子，自己的腹主動脈則長有一顆直徑 8.5 公分的瘤。三個月前，他去看一位血管外科醫師，這位醫師建議他開刀切除腫瘤，但另一位醫師卻說他若接受手術絕無存活機會；結果 A 先生決定冒險不開刀，主要是因為希望對他妻子的照顧不受中斷，但是他也同意以後再和這位外科醫師做進一步的討論。然而，在 A 先生還來不及再次造訪醫師進行進一步討論前，他就因為腹痛休克被送至急診室；其生理檢查顯示：收縮壓為 50 毫米汞柱，腹部摸到一個搏動壓痛腫塊。A 先生呻吟著，幾乎沒有意識，醫師診斷其腹主動脈瘤破裂，認為若不緊急開刀，A 先生必會死去，然而卻無法聯繫到任何家屬以徵詢意見[5]。此時，醫生是否應該替他開刀？

5 此案例內容節錄自 Peter A. Singer 著，蔡甫昌編譯，《臨床生命倫理學》，（台北：財團法人醫院評鑑暨醫療品質策進會，2003），頁 1-2。

二、倫理判斷

(一) 蒐集相關事實

1. A 先生今年 85 歲。

此事實表達了 A 先生年紀已高，這對於我們決定是否幫他開刀而言，是一個重要的資訊，因此屬於相關事實。

2. A 先生必須照顧生重病的妻子。

A 先生在案例中表達他暫時不接受開刀的理由，是因為擔心照顧妻子的工作中斷，因此，照顧生重病的妻子，亦屬於相關事實。

3. A 先生自己的腹主動脈上長了 8.5 公分的腫瘤。

此為 A 先生生理狀況之描述，對於我們是否開刀的判斷很重要。

4. 兩位醫生的判斷不同。

此同屬於對於病情的資訊，亦在相關事實的範圍。

5. A 先生因為擔心照顧妻子的工作中斷，暫不冒險開刀。但不排除之後開刀的可能性。

此表達出 A 先生其實有考慮開刀的意願，而非態度堅決的反對開刀，這點可以作為急診室醫師判斷是否要為他開刀的一個重要訊息。

6. A 先生因腹痛休克送入急診室，並幾乎喪失意識。

此事實表達出 A 先生目前無法進行自主決定。

7. 目前醫師判斷為腫瘤破裂，若不緊急開刀，會有生命危險。

此表達出當前已經是屬於一個緊急狀況，必須馬上下決定。

8. 目前無法聯絡上家屬。

此表達出目前 A 先生的自主權亦無法透過家屬來決定，醫師必須自己進行判斷。

(二) 道德問題何在？

1. 是否尊重 A 先生的自主權？

A 先生目前已經呈現休克昏迷的狀態，無法表達出是否要接受開刀，而其代理決定者——家屬，目前也都無法聯繫。因此，醫師必須決定是否遵照 A 先生先前所表達出不願開刀的意願，或者依照眼前的判斷，立即給予急救。

2. 基於醫師的行善原則，A 先生的生命權是否應該優先？

對醫師而言，主要工作在救死扶傷，並努力將利益加在病人身上，故面對有生命危險的病患，是否應該將對病患生命權的尊重擺放在首要位置，先給予急救？

3. 診療過程是否符合不傷害原則？

案例中先前兩位血管外科醫師為何會做出全然不同的醫療判斷？在看診的過程中，是否有所疏失而造成錯誤判斷，以致於使 A 先生無法取得病情的正確資訊，而延誤診療時機？

4. A 先生妻子的照護問題：

A 先生是否是照顧妻子的唯一人選？是否有其他家屬或子女可以進行照護？若否，政府的社會福利政策是否有確實落實？來為弱勢者提供應有的照護？

(三) 有哪些主要關係人？

1. **A 先生：**被送進急診室，有生命危險，且目前無法表達意見。
2. **兩位血管外科醫師：**先前一位判定 A 先生必須開刀才有救，另一位則認為開刀會有生命危險。
3. **急診室醫生：**應尊重 A 先生的自主原則不予急救，還是基於行善原則馬上給予救治？
4. **A 先生的妻子：**生重病且必須仰賴 A 先生的照顧。
5. **A 先生的家屬：**可為 A 先生進行代理決定，但目前無法聯絡上。

(四) 有哪些解決方案？

1. 馬上予以開刀救治。
2. 暫不開刀，等候 A 先生甦醒或待連絡上家屬進行代理決定。

(五) 對方案進行道德性評估

	符合的醫學倫理原則	違反的醫學倫理原則
開刀	1. 不傷害原則：符合雙重後果原則：開刀是為了更好的目的（救治生命）。 2. 行善原則：開刀有存活的可能，而不開刀則會死。 3. 效益原則：開刀有存活的可能，而不開刀則會死。	1. 自主原則：A 先生之前意識清楚時，表達不願開刀。 2. 知情同意原則：未經病患同意。
不開刀	1. 自主原則：維持 A 先生先前不開刀的原意。 2. 知情同意原則：同上。	1. 不傷害原則：會造成 A 先生死亡。 2. 行善原則：目前不開刀只有死。 3. 效益原則：同上。

在此案例的道德性評估中，我們可以發現並未出現對「正義原則」、「誠信原則」的評估，主要是因為在此案例中，並未涉及到這兩個原則所要關注的部分，因此不需要將之列入分析當中。

(六) 對方案進行實際性評估

	優點	缺點
開刀	1. A 先生目前只有開刀才能獲救，如此才有可能完成繼續照顧妻子的願望。 2. 因 A 先生之前沒有強硬表達不願開刀，僅因擔心照顧妻子的工作中斷，才暫時不接受開刀，因此，目前開刀可屬「緊急情況」，不算完全違反自主原則以及醫療法第 63 條的規定[6]。	1. 若 A 先生真如先前第二位血管外科醫師所言，開刀就會死，則為其開刀若真造成 A 先生死亡，是否之後會造成醫療糾紛，遭到家屬的抗議？ 2. A 先生已經 85 歲，是否承擔得起開刀的風險？
不開刀	1. 維持 A 先生原意，較可避免醫療糾紛。 2. 若如同第二位血管外科醫師所言，一開刀就會死，則暫不開刀或許可以延長救治時間，另尋可行的療法。	1. 違反醫生救人原則，若造成 A 先生死亡，則亦可能引發醫療糾紛。 2. A 先生失去最後生機，希望照顧妻子的心願必定無法完成。

6 醫療法第 63 條：「醫療機構實施手術，應向病人或其法定代理人、配偶、親屬或關係人說明手術原因、手術成功率或可能發生之併發症及危險，並經其同意，簽具手術同意書及麻醉同意書，始得為之。但情況緊急者，不在此限。」

(七) 做哪些最後的決定？

1. 選擇方案一：開刀。

2. 理由：

   (1) 目前情況危急，只有開刀才能有存活的機會。

   (2) 只有存活才能完成照顧妻子的心願。

   (3) 若第一位血管外科醫師的判斷為真，則 A 先生接受開刀就有康復的機會。但若第二位血管外科醫師的判斷為真，一開刀就會死，則就目前 A 先生所面對的情況而言也沒有太大差別。

   (4) 符合醫師行善原則：若醫師未幫 A 先生開刀急救，而造成 A 先生的死亡，則可能對醫師心理產生傷害，造成內疚等負面影響。

3. 執行步驟：

   (1) 持續聯繫家屬，要求緊急到院。

   (2) 馬上進行開刀救治。

   (3) 若開刀失敗，協助 A 先生的妻子尋找社會福利機構的幫助。

問題討論 ?!

1. 為什麼此七個判斷步驟應該要依序進行，而不能跳躍進行？
2. 進行道德判斷時，我們必須注意哪些事項？

MEMO

Chapter

醫學倫理的道德情感教育

本章摘要

本章主要探討下列議題：

一、當前的倫理教育與道德情感教育的關係？

二、道德情感教育對醫學倫理的價值為何？

三、道德情感教育指向為何？它如何被落實？

如果我們必須在自己所擁有的東西中做出放棄，我相信沒有任何一個人會希望自己喪失健康。健康之於我們的重要性是如此明顯，喪失了健康，我們其他所追求的價值都沒有了著付之處。在面對健康的喪失時，我們所能對自身生命的把握是如此渺小，以致於我們只能將希望寄託在醫療人員身上，期許醫療人員賜予我們恢復健康的可能性，也因此良好的醫病關係對我們而言便益發重要。

然而，我們也不得不承認，對於今日之醫病關係，已經逐漸達到一種緊繃、對立的狀態，醫療品質的下降，是我們不得不面對的現實，但這種現象的產生該歸之於誰的錯誤？是醫者喪失了視病猶親的關懷，還是病者以消費意識來解讀醫療關係而造成了緊張？事實上，醫學倫理教育在國內業已行之有年，但為什麼卻沒有因此而提升我們的醫療品質呢？

針對這個問題，本章希望能夠藉由「道德情感教育」的角度作為思考的起點，檢視在我們過去的醫學倫理教育中，道德情感的教育是否可以作為我們提振醫學倫理價值的方式？在醫病關係之間，道德情感的作用是否可以作為日趨緊繃的醫病關係之間的緩衝劑？

第一節 當前的醫學倫理教育問題

若我們就現實層面的實際觀察，毫無疑問的，我們正處於一個極度道德淪喪的世代。「道德無用」的觀點，普遍存在社會各個角落，這種理解所導致的後果，不僅使我們在行為上容易只專注自身的利

新聞案例討論

【2006 年 11 月 7 日報導】11 月 1 日中午 12 時，在中國四川一個具有數年駕駛經驗的男子劉先生發生重大車禍，其頭部受傷，嘴、鼻、耳多處流血。事發後，劉先生被緊急送到江油市人民醫院。診療後，發現劉先生頭部嚴重受傷，一直處於深度昏迷的狀態。

兩天後，住在重症監護室的劉先生被宣告為腦死亡。悲痛中的劉太太守在丈夫病床前，幾度昏倒。11 月 3 日，她提出能否保存精子為他的先生生個孩子。

由於劉先生已被宣布腦死，實際上已經死亡。劉家已主動放棄了無謂的醫學維持，拔掉了他的人工呼吸管；因此，劉家請錦江保健院儘快派醫生前往江油，進行精子保存手術。

請問，你認為劉太太是否應該取精生子呢？這樣的行為是否正確？這件事情只是單純的「私人決定」，還是涉及了醫學倫理問題，需要被公評呢？

益，忽視對他人的責任，並且，也造成價值觀的嚴重扭曲。行為處事的標準不再是「對不對？」、「能不能？」而是「有沒有利？」、「有沒有用？」。對道德的遵守，無法獲得現代人所重視的價值，也因此，做一個道德的人，在現今的社會反而成為迂腐的象徵。然而，當我們失去道德，事實上也就失去人格，也就失去人之為人的獨特價值。

康德(Kant)在其《實踐理性批判》一書中說到：

「一個人也許能夠成為我所鍾愛、恐懼、欣羨甚至驚異的對象，但是他並不因此就成為我所敬重的對象。他的詼諧有趣，他的勇敢絕倫、他的膂力過人、他的位高權重都能拿這一類情感灌注在我的心裡，但我的內心對他總不起敬重之感。蘇泰奈爾說：『在貴人面前，我的身子雖然鞠躬，但我的內心卻不鞠躬。』我還可以補充說一句：『如果我親眼見到一個寒微平民品節端正，那麼我的內心也要向他致敬。』這是因為道德律令的出現。任何東西都無法與此抗拒：『啊！你的尊貴是由何而來呢？……這種東西不是別的，就是人格。』也就是擺脫了全部自然界因果決定論的自由和獨立。」

此種倫理的失序現狀，有兩個主要問題，一是它仍未獲得世人普遍的重視（我們必須先有問題意識，問題才有獲得解決的可能性）。我們並未切身去體會與理解一個失去道德的社會所會產生的危害有多大。二是我們對於「何謂道德」並未進行一種深思明辨，也因此，道德常以一種「口號」的形式被提起，其「內涵」為何，我們常常是處於一種人云亦云或者是多數正義的狀態，它與我們的真實生命完全無法緊密地聯繫起來，我們很少對道德進行深刻的反思。例如：在醫學倫理上，我們總是呼籲醫師要有「醫德」，但什麼是「醫德」？我們卻並未仔細思索，只將其視為一頂道德的高帽，任意地套用在醫療人員頭上。

也之所以，醫學倫理課程在國內雖然業已行之有年，但我們所收到的成效卻是微乎其微。理解醫學倫理的相關知識與概念並沒有多大的困難，但要由這種「理解」進入到願意去「實踐」則顯得困難重重。倫理學相異於其他學門的地方，主要就在於它是一門實踐的知識，它的存在，只有當它被具體地實踐出來之後，才有價值。單憑理解，並不足以構成任何倫理價值。

對他們而言，去理解醫學倫理的相關知識與概念並沒有多大的困難，但要使他們由這種「理解」進入到願意去「實踐」則顯得困難重重。倫理學相異於其他學門的地方，主要就在於它是一門實踐的知識，它的存在，只有當它被具體地實踐出來之後，才有價值。單憑理解，並不足以構成任何倫理價值。

若我們仔細檢視我們當前的醫學倫理教育，我們可以發現到它出現幾個問題，以致造成成效不彰的結果。

1. 缺乏對道德情感教育的關注。

醫療人員對病人的醫療，不僅體現在幫助病人的身體重新獲得健康，更重要的是，還應該關注到病人「心理上」的需求。每個生病的病人，儘管他所生的「病」，對醫療人員而言只是過去經手的病例中所一直重複的「病」，但對那個正在生著病的人而言，這個病卻是他頭一回所遭受的。

在此之時，若醫療人員無法以同理心的方式去體會病人在病中的感受與恐懼，則他便很難給予病人真正所需的關懷。更糟的是，若他因為自身對此病情的嫻熟而使得他在醫療的過程中忽略了一些治療的細節，則反而更容易導致病人的傷害。

且隨著醫療科技的進展，對技術主義的強調，醫病關係間呈現出了三種不當形式：

(1) 醫患關係物化。

(2) 醫患關係分離。

(3) 患者與疾病的分離。[1]

這些狀況都使得醫病關係造成了更大的緊張與衝突。

因此，我們必須詢問：如何使醫療人員能夠願意去正視病人的需求（事實上，單單「正視」還不足以證成醫療的價值，醫療人員應該要能更進一步地「珍視」病人的需求）？這個答案，我認為單憑理性、權威的教導是不足夠的，因為由現實的角度來看，每個醫療人員在取得專業證照之前，都修習過這些原則，甚至每個醫師在執業之前都宣示過醫師誓詞。但現實的狀況卻是，他們常常忽略病人的心情感受。而這個問題，或許就是因為我們過去缺乏道德情感教育所致。

道德情感的教育，可以激起人類的同情心、同理心，使我們在行為的擇取之時，能夠同時思考到此行為對對方的感受，以及所可能造成的影響。而這正是我們執行道德行為時的主要依據。因此，在我們施以倫理教育的同時，一種道德情感的喚發，便成為我們主要的工作。唯有使醫療人員能夠同時在心理上產生對病人的同理心，他在行為上也才有可能產生相應的行為。因此，筆者認為針對醫病關係的緊張，道德情感教育便成為我們首要關注點。

[1] 徐宗良、劉學禮、瞿曉敏著，《生命倫理學》，頁 76-8。

2. 僅重視道德原則的建立，而使醫學倫理教育淪為形式化。

在過去的道德教育中，我們對於道德「原則」的重視，總是遠遠高於對道德「情感」的關注。我們總是把焦點擺放在努力建構出行為所應該遵循的「規範」，但對於如何使行為者「願意」去落實這些規範，卻著力甚少。倫理學的一個重要特徵在於：「知行合一」。對道德原則儘管知之甚詳，但在行為上不願意去身體力行的話，一切高明的理解也只是空談，也之所以，亞里斯多德說：

「做了正義的行為，才會產生正義的人。不去做，不可能成為好人。但很多人卻是不去做，只做理論的思考，這種哲學，不可能改善靈魂。正如同病人只聽醫生吩咐，卻不實際遵行，永遠也不可能健康。」[2]

是以，醫學倫理教育的主要核心，便不應該只是著眼於道德原則的介紹，而應該在於幫助學生去體會醫學倫理對於醫病關係的重要性，激發他們「願意」去落實這些醫學倫理價值的動力。使他們不僅知其所以然，且還能夠去實踐它。例如：當我們在學習醫學倫理的幾個基本原則的時候，我們懂得了什麼叫做不傷害原則，我們知道這個原則是在教導我們在醫療的過程中不要造成病人身心靈的傷害，但若我們無法打從內心去體會到我們的不當行為所可能對病人產生的傷害，則我們很難在行為的當下去謹言慎行，以避免對病患造成傷害。所以單憑理解是不足夠的，那只是種知識的建構罷了，我們還需要在情感上真實地「意識」到病人這個對象，明白自己的所有醫療行為都會對他們產生影響，如此，我們才有可能逐步去修正我們的不當行為。

2 Aristotle, *The Nicomachean Ethics*, 1105 b 5-10.

第二節 道德情感與醫學倫理教育

道德理論應儘可能擴大其影響力，才能真正保障道德。一個設計再精良的道德理論，儘管其論證多麼精微，若它沒有辦法廣泛地被大眾理解，那它也只能被當作完美的觀賞對象而已；若它不能激起大部分人的道德情感，並願意將之落實在實際人生中，則它仍是無用的。因此，道德情感在道德的教育中是至關重要的一個環節，在醫學倫理的教育中，道德情感的激發同樣扮演著重要的角色。

一、道德情感的意義與作用

康德認為，道德情感並不是在提供我們去「認識」道德的一種方法，而是在幫助我們意識到自己具有的道德義務，進而願意去實踐它：

「沒有人不具有任何道德情感，因為如果對這種感受完全沒有易感性，人在道德上就會死了，而如果道德的生命力不再能對這種情感造成任何刺激，那麼，人性就會化為純然的動物性。」[3]

康德認為，正是由於我們具備有道德情感、良知、對鄰人的愛以及自重等心靈稟賦，因此我們才能去實踐道德義務。失去了道德情感的激發，我們便失去了道德行為的動力，我們也就因此失去了做為人最珍貴的尊嚴，而與動物沒有兩樣。

[3] Immanuel Kant，《道德形而上學》，《康德著作全集．第六卷》，（北京：中國人民大學出版社，2007），頁 412。

若我們把我們的行為比喻為車子，則我們可以這樣說：我們的理性，就好比是車子的引擎，情感則像是車子的油門，而道德感便是我們的方向盤。我們的理性，被我們焠鍊地越好，車子的性能就越強大，跑的便越順暢、快速。但光有一個性能完美的引擎，並不可能使車子前進，我們還需要用力把油門踩下去，車子才有可能移動。因此，我們除了理性的作用，還需要情感的策動，才有可能真正去行為。但是，另一方面，我們的情感有時候卻是盲目的、被動的，它有可能會往錯誤的方向前進，故，我們除了踩下油門之外，還需要方向盤來決定我們的方向，因此，我們需要道德感來作為指引，以使我們的行為能往正確的方向前進。

回顧我們過去的醫學倫理教育，已經使我們的理性被焠鍊得非常精密，我們現在只需要找對方向，然後用力的踩下油門前進。

而在我們的醫學倫理教育中，又以何種道德情感最需要被激發，以使我們能夠願意去落實醫學倫理的原則呢？我們大致可以歸納為兩個最重要的道德情感：愛與同理心。

(一) 愛

在談到「愛」這個部分時，我們還必須分成兩個部分來談：一是「愛他人」，另一是「自愛」。

1. 愛他人

能夠去愛他人，對我們而言究竟有什麼重要性呢？在醫病關係中，能夠去愛病人又具有什麼樣的意義與價值呢？

謝勒(Max Scheler)在《愛的秩序》(Ordo Amoris)一書中說：我們的心，首先便要求我們要去愛。愛就是一種不斷照明價值、不斷去參與他者的運動[4]。只有當我們的心「願意」去愛，去向對象敞開，我們才有可能去認知它、選擇它。若我們對它產生任何的排斥感或無法進行認同的時候，我們便不可能進一步去落實它。

當我們無法去愛人的時候，我們事實上是困囿在自己狹隘的生活圈中，只與自己相處，我們無法走出自我這個框框，我們無法與他人建立真正的關係，到頭來，我們終究得承受這種封閉所帶來的痛苦。

若我們仔細去觀察現在社會亂象的根源，我們可以發現到這些亂象產生的原因，事實上可以歸結於愛的缺乏。這種缺乏在於人已經喪失去愛人的能力，而僅是期待著被愛。我們總是要求別人要傾聽我們的需求、滿足我們的需要、正視我們的存在與價值、要求別人給予我們最高的尊重。但這卻是一種單向的要求，在我們如此要求別人的同時，我們卻常常忽略了我們也應該給予對方同樣的對待。我們強烈的渴求別人要愛我們，卻忘了我們也應該要努力地去愛別人；我們要求別人要尊重我們，但我們卻常常不尊重他人。事實上，一個喪失了愛的能力的人，並非意味著他不需要愛，相反的，他這種愛人的能力被封住，轉化為渴望被愛。這種轉化的差異，呈現在由原本的一種主動、積極、由自己創造且不虞匱乏的狀態，轉變成被動的、空虛的、煩悶的渴愛痛苦中。一旦所冀求的無法獲得滿足，便會使自己陷入一種焦慮、忿恨、自卑的情緒中。

4 英冠球，〈情感與道德——陽明與謝勒的比較〉，http://humanum.arts.cuhk.edu.hk/~hkshp/thesis/2004-7to9ying.htm

因此，一個無法去愛他人的人，是痛苦的、空虛的，在這種渴愛卻獲得不到滿足的過程中，他更會產生種種負面的情緒，甚至轉化成傷害毀滅的力量。在生活中無法主動付出愛的人，他便無法因此獲得自己存在的價值，而終日惶惶無所依憑。

在醫病關係中也是如此。若我們無法去愛自己的病患，則我們便無法對他們做出任何積極的道德行為，因為我們的心並沒有向病人這一對象敞開，我們仍是停留在自己的領域中，只思惟著自己、關注著自己的利益與需求，對於病患的需要則無從意識。只有當我們從自身走向他者，在醫病關係中，從自己走向病人，我們的醫療才有可能完整地獲得其應有的價值。

「從仁愛的規範出發，吾人可以引申出尊重生命的規範，此一規範，在消極方面禁止傷害和殺害任何生命，在積極方面則規定要拯救和改善別的生命。」[5]

古老的諺語：「施比受更有福」，並不是一句陳腔濫調，請試著想想那些因著受到你的幫助而獲得恩惠的人，他們臉上所散發的笑容，以及對你所表露出的感激之情、友善的眼神等，你會發現，這種快樂與滿足感，遠遠勝過自己因為自私而獲取的利益。在成就他人的同時，其實也是在成就我們自己。因為，當我們還有能力去付出，就代表著我們本身的富足。

5　沈清松，《科技與文化》，（台北：國立空中大學，2003），頁111。

另一方面，病人及其家屬也應該具備愛的能力，也就是他們也不應該只意識到自己的權利，而忽略了在這過程中醫療人員所應該獲得的尊重以及其他病人的權益。疾病使我們陷入受苦之中，渴望他人理解我們的痛苦是很自然的事情，但是，這種渴求不應該無限上綱，我們仍應處在合理的範圍，否則將很難獲得他人的同理。

2. 自愛

自愛，指的是自我尊重。一個人只有先做到自我尊重，他人才有可能來尊重自己。在馬斯洛所提出的人生五大需求中，自尊的需求就在第四個層級中，它表明了自尊對我們的重要性。筆者相信沒有一個人會希望自己不要獲得他人的尊重，甚至在很多時候，他人的行為對我們所造成的傷害，大部分都是來自於他們不夠尊重我們。每個人都希望他人能夠尊重自己，給予自己應有的尊嚴，但這種尊重的前提，必須是自己的行為能夠符合被他人尊重的要求。若我們的行為不足以獲得他人的認同，甚至遭致他人的反感，則不論我們做多少其他的努力也是白費的。「尊重」這種情感，它是絕對自由而無法被強迫的。我們或許可以花很多的錢或者用我們的地位去要求他人服侍我們，或者對我們必恭必敬，但我們卻無法強迫他們發自內心地尊重我們，這是無法被強迫來的。只有當我們的行為，真正獲得他們打從心底的認同，我們才有可能得到他們對我們的尊重。

作為一個被他人所「羨慕」的人，並不等同於成為一個被他人所「尊敬」的人。外在的權力、地位、財富等很容易獲得他人對我們的羨慕，但這些也僅只是一種令人欣羨的外在條件。他人對我們的羨慕，不是羨慕我們自身，而是羨慕我們所擁有的這些東西。他們羨慕的是我們所「擁有」的財富、地位，而不是那個有著財富、地位的「我」。我們的內在自身，那個支撐著「我之所以成為我」的那個價值，是必須來自於我們對自身人格的培養。只有正直自愛的人，才有可能獲得他人對我們的敬重。

佛洛姆(Erich Fromm)說道：

「除非我們以極大的努力去發展我們的人格，並因此獲得建設性的人格發展，否則，我們在愛上所作的一切努力，註定是要失敗的。如果我們沒有愛鄰人的能力，沒有真誠的謙卑之情，沒有勇氣、信心和格律，我們便無法在自己的愛中獲得滿足。」[6]

遺憾的是，我們很多時候都只是在追求這些外在令人羨慕的條件，卻忽略了更為根本的內在價值，甚至把這些外在的條件當成了我們自己本身，以為他們就代表了我們自己。殊不知這種認知乃是將自己物化、矮化了，更有甚者，為了追求這些外在價值，反而賠上了最珍貴的自我，以一種減損自身人格的方式來追求這些名利財富。

作為一個醫療人員亦是如此。醫療人員因著他們所服務的對象乃是在於幫助病人的健康，因而獲得社會大眾的敬重。但若醫療人員在行為之時，無法以符合自身專業倫理的要求來行為，則很容易喪失掉大眾的尊重。我們的行為若無法符合受到他人敬重的標準，

[6] Erich Fromm 著，孟祥森譯，《愛的藝術》，（台北：志文出版社，1979），頁 7。

則儘管我們的頭銜再如何響亮，我們也無法獲得病人對我們發自內心的尊重。一個無法自愛的醫師，無法使自己的行為符合一個醫師應有的行為標準，則儘管醫術再如何高超，也無法讓病人打從內心去敬重你。

自愛，一方面不僅表達出我們必須愛自己，尊重自己，另一方面它也指出了我們自己是值得所愛，是具有價值的珍貴之物。很多人忽略了自我尊重的原因，常是來自於以為自己並不重要，事實上，每個人的存在都具有不可取代的價值，都是獨一無二的寶物，我們實在不應該做出任何會減損自身價值的事情。

因此，「自愛」的道德情感對我們而言是非常重要的一個部分，因為它會促使我們在行為當下使自己去做出符合我們人格應有的舉止。

(二) 同理心

另一個重要的道德情感是「同理心」。同理心常常是驅動我們行為的一個關鍵力量。我們對行為對錯的判斷，很大程度也依賴著他們是否能夠引發我們產生同理、同情的感受。

史密斯(Adam Smith, 1723-1790)便認為，行為的合宜性與否，其基本判準就是：是否能夠引起同情。「同情」這個概念，一般的理解常是帶有一種憐憫、體恤他人悲傷的意味。但史密斯對它的定義則廣泛的多，它有時指我們對他人悲傷的憐憫，但有時也可以是一種對他人快樂的同感。所以，其同情概念，更好的說，是一種彼此之間的「共感」。也就是我們能夠去贊同、理解、體會對方的感受，透過這種共感，他人的同情，一方面可以使我們在痛苦時，減緩悲傷的情緒，一方面，可以使我們在快樂時，增加我們快樂的強度。史密斯認為，特別是當我們的悲傷無法獲得他人的認同與同情時，更會使我們加倍愁苦：

「悲傷和忿恨這二種令人苦惱和痛苦的情緒，更加強烈地需要同情來治癒和安慰。」[7]

同情，對我們自身而言，是我們期許獲得他人認同的方式；就我們與他人而言，則是判斷他人言行是否合宜的方式。史密斯認為，我們常是以自己的情感，來作為判斷他人情感合宜與否的標準與尺度，就如同我們是否贊同他人的意見，也都是憑藉著它是否與我們的意見一致[8]。是以，我們對他人行為的判準，常是取決於我們對彼此情感的反應是否一致，也就是，是否能引起同情。例如：當一個人因為身體上的病痛而大哭大鬧，若我們能夠認同這種疾病確實會造成很大的痛苦，則我們對於他的這種失序行為，便能產生同情，進而願意諒解他的不當言行。但是，若我們認為他是小題大做，過於軟弱而無法忍耐這種小疼痛，則我們便會覺得他的言行舉止非常不恰當。

而為求同情能夠容易被產生，史密斯認為有兩個部分是當事者與旁觀者都必須要努力的：對當事者而言，他必須努力將自己在事件中所激發、產生出的情緒，降低到旁觀者可以接受的程度。因為

7 Adam Smith, *The Theory of Moral Sentiments*, (New York : Prometheus Books, 2000), p. 12.

8 Cf. *The Theory of Moral Sentiments*. pp. 14-8.

若我們的目的是希求他人的同情與理解，則我們便必須以對方能夠接受的方式來表現，如此才有可能引起同情。過度尖銳的言辭與情緒並無助於同情的產生。而對旁觀者而言，他也必須努力將自己置身在當事者的處境之中，去理解、同情對方的感受。儘管他人的痛苦我們無法完全理解、感同身受，但我們可以運用想像能力，努力站在對方的角度去試想，這樣才有助於理解當事者的感受與需求。

是以，落實到醫病關係之中，對病人這一方面而言，我們因著自身的疾病而求助於醫療人員專業的幫助，我們的目的主要便是在於他們能夠使我們恢復健康。而為了達到這一個目的，病人就應該將自身的疾病與疼痛進行完整清楚的告知，以使醫療人員能夠據此做出正確有效的判斷與醫療。在這個過程中，病人需求醫療人員的同理，故在陳述過程中應該以醫療人員能夠理解的方式來表述，如此才能引發他們的理解。過度的情緒表達（例如：呼天搶地、大吼大叫）並不能增加醫療人員對於病情的理解；另一方面，對醫療人員而言，應該儘可能地站在病人的立場來感受他們的問題與疼痛，如此才能夠做出符合他們需要的處置。若醫療人員無法對病人的痛苦感同身受，則便很可能忽略對病人最需要與迫切的醫療。許多醫病上的醫療糾紛，常常都是來自於無法對彼此的立場進行同理。有時是病人無限擴大自己的自愛之心，只關注到自己的疼痛，卻忽略了是否已經侵犯到他人的權利，或者造成他人的困擾，一昧地要求醫療人員按照自己的需求來行為，而不管其合理性與否；有時則是醫療人員忽略病人的需求，而只從自己的認知出發，無法設身處地的為病人著想，反而造成病人不必要的痛苦（例如：在進行病情告知的過程中，忽略病人對病情的感受，而以冷漠的方式進行告知，造成病患的憂慮與害怕)。我們若總是由自身的角度去看待所有的事情，則我們的判斷便容易流於狹隘與獨斷。我們必須先搞清楚我們行為的主要目的與服務對象為何，根據對象的需求，站在對象的立場去看問題，才有可能做出最有效果的決定。

因此，同理心的激發，在醫學倫理教育中，是非常重要的一個環節，不論醫療人員與病人，都應該努力走出自身，迎向他者，站在對方的角度來發揮同理心，以期增進彼此雙方的瞭解與溝通，如此才有可能建立良好的醫病關係。

二、道德情感對醫學倫理教育的幫助

道德情感的激發對於我們當前的醫學倫理教育可以提供以下幫助：

(一) 作為由「理論」到「實踐」的橋樑

倫理學的一個重要特徵在於它強調「知行合一」，我們的理智不僅要能夠認識正確的道德規則，我們的意志也要能願意去履行，如此方能構成完整的道德行為。而道德情感，特別是「愛」與「同理心」這兩種情感，正可作為「知」與「行」之間連結的橋樑。正是基於這種對他人的愛與同理，激發我們願意從事某些道德行為，並增進他人的利益。例如：當我們的同情感受能被激發出來時，我們對於傷害我們同伴的人，會有懲罰他的欲望；而對於那些仁慈的人，則會希望他們能夠獲得公平的報償。史密斯之後的效益主義哲學家彌爾在談及正義問題時，亦承續這種觀點，認為：

「正義觀念包含二件事情，一個是行為的規律，另一個是認可這個規律的情感。」[9]

也就是說，單憑對道德原則的認知是不充分的，更重要的是在於喚起一種正義感，使我們在行為之中，願意去行正義之事。只有當此之時，正義才算是完整地被體現出來。

我們可以發現當前道德教育的問題，其所謂「正義的呼聲」是如此薄弱，我們都明瞭社會得以運作良好、長治久安的一個重要因素，就在於正義的落實。但是，在維護正義上，許多人卻都像是道德上無能的行為者。為什麼會產生這樣的問題？我想最主要的部分，不在於我們的理智不足以使我們認知到正義的規則，而是在於我們的情感無法呼應這樣的道德要求。獨善其身的想法，越加根深蒂固地深植在每個人的心裡，就有越來越多人認為所謂的「伸張正義」無異是「自找麻煩」的代名詞。這種冷漠的社會現象，歸根究底就在於我們無法同情他人、愛他人。對他人的命運無法感同身受，自然也就不會在意加諸在他人身上的不正義。一個可悲的社會現象就在於：我們渴望他人同情我們的處境，但對他人的處境卻漠不關心。我們渴望他人的尊重，渴望被愛、被關注，但我們卻忘了反諸其身，思考我們在這種獲益的同時，我們也負有相對付出的義務，我們也需要去尊重他人、關注他人、友愛他人。倫理是一種雙向的對待，它不是一種單向的規範，生活其中的每個人，都對這個整體負有相同的義務，亦享有相同的權利，但現在的問題是，我們常常只要權利，不要義務。

---

[9] John Stuart Mill, *Utilitarianism*, p. 97.

為解決這個問題，道德情感中的「愛」與「同理心」這兩個部分正可提供一種解決方式。愛的力量，可以使我們由自身走向他人，從對自己的關注轉向關心他人，從被動的等待獲得，變成主動的積極付出。因著愛，我們願意將自身所學的專業技術與知識奉獻給需要的人，並關注對方的需要，完成對方的希求。同理心，則可以使我們設身處地的為對方設想，而不是只站在自己的角度去思惟一切的事情。同理心可以使我們更加全面地把握到事情的真貌，為行為做出最妥切的決定。藉由同理心的激發，我們能夠理解病人的真正需求與感受，病人也能夠體會醫療人員所會遭逢的難處，透過彼此的同理，一個良好的醫病關係方能得以建立。當我們能夠擴大我們的同情，不僅同情我們自身，且能去同情他人，關心他人的命運，則我們對於道德的落實便具有更大的動力去推動。

(二) 情感之發微有助於道德想像力的發展

馬修斯(G. B. Matthews)認為，道德發展必須涉及五個面向，其中一個重要面向即在於「道德想像力」的發展[10]。也就是當我們進行道德行為時，透過道德想像力的發展，我們能去把握當事者所可能產生的反應與感受，因此能夠使我們較好地進行一個道德抉擇，以降低傷害他人的可能性。而這種道德想像力，就是一種對同理、共

10　馬修斯所提出的道德發展五大面向分別是：一、典範面向，二、循序漸進的提出界定性的特徵，三、使用各個道德評斷語詞之事例的範圍，以及我們如何處理位於這些範圍邊界上的事例，四、對相互衝突之道德主張的裁決，五、道德想像力。參見 G. E. Matthews 著，《童年哲學》，王靈康譯，（台北：毛毛蟲兒童哲學基金會，1998），頁 89-92。

感的呼應。孔子所說的「己所不欲，勿施於人」[11]亦可作為此種觀點的最好註腳。故強化我們的道德情感，透過同理心的作用以增加我們的道德想像力，將有助於道德教育的落實，減少所謂的無心之過的產生。

(三) 道德情感的認可有助於我們落實道德原則

在我們願意服從某些道德規則之前，或是評斷行為之合宜性前，必須先經過一道手續，也就是必須先經過我們道德情感的認可，一種對雙方當事人的同情、認可與否。這種進路，乃是先由我們的道德情感出發，讓情感先認可這些道德行為，當我們的情感認可之後，我們便自然而然的願意以此規則行為。

不可否認的，為社會大多數人而言，情感的驅動力，常常遠勝於理性的判斷力，也較意志力來的強大，它是離我們生活最接近的一種力量。而倫理乃是為所有人而立說，並非單為道德情操特別高尚者、理性能力特別發達者而立說，故，此種以道德情感的角度去強化我們對道德原則的認知方式，乃是協助我們進行道德教育的一種極為可行的方式。

(四) 道德情感有助於醫學倫理之基本原則的落實

為能更深刻地體會到道德情感對於醫學倫理教育的重要性，我們可以藉由先前章節所論述的醫學倫理的基本原則來加以檢視。在不傷害原則、自主原則、行善原則、誠信原則……等原則中，支撐

11 〈論語．顏淵〉。

著他們存在的基礎，就在於醫療人員對於病人的愛。因為能夠去愛病人，所以會努力使病人不要遭受到傷害，會努力把利益加在病人身上，並尊重病人的人格。若我們沒有真確地意識到病人的存在，我們便不可能關注到他的需求與反應，更不會將對方當成一個完整的主體來尊重，並接受其自主決定。因此，正是這種對病人的情感，使得我們願意去落實這些基本原則，同樣的，也正是由於這些原則對我們的提醒，使我們瞭解必須要以道德的方式來對待病患。是以，單憑理性去分析這些醫學倫理中的原則並不足夠，它還需要情感的發動，來使我們對於病人的權益進行更深切的考量。

第三節　如何落實道德情感教育

道德情感對醫學倫理教育的重要性，在前面的章節業已陳述，它乃是直接激發我們願意去遵行道德行為的一種正向情感，它是使醫學倫理由理論到實踐的一種推動力，它雖然早已存在我們的內心，但卻常因著我們對其他事物的現實考量而受到遮蔽，以致於我們在行為之時，常常忽略道德情感的呼聲，而做出違反倫理價值的事情。

我們目前所要做的工作，便是去喚醒潛藏在我們內心的這種道德情感，使這受到遮蔽的道德情感重新顯露出來。但我們該如何做呢？該如何才能使人們願意在這眾多的價值序列中，將道德的要求往前挪至我們的首要關注？當我們在面對抉擇時，能夠擺脫利益的誘惑，而純粹地以符合醫學倫理的方式行為？

「在陶成個人的人格和在道德教育課程中訓練學生時，我們必須樹立起一個既能反省又能行動的模範人格。所謂反省，是為了透過批判達到正義；所謂行動，是為了透過參與，實現仁愛。」[12]

我們或許可以透過以下的幾種方式來增加我們落實醫學倫理的可能性：

一、在醫學倫理的教育過程中，增加情意教育的比重

過去的醫學倫理教育主要的焦點幾乎都是擺放在知性教育上，對於情意教育則著墨較少。我們總是努力地去幫助這些醫療人員盡其可能地理解相關的醫學倫理問題，我們將所有的倫理理論做了詳盡的介紹與完整的陳述，但卻未清楚地讓這些理論所訴諸的價值以及原則緊密地同我們的生活、工作聯繫起來。他們變成只是需要在課堂上理解的功課，修習完畢之後，便被遺留在教室裡，那些道德訓誡，也只是課本裡的知識，與我們的現實生活世界截然劃分為二。

倫理學的課程，最特別的地方在於它不單是理論的教導，它還應該包含「情、意」的教學，此二者正是我們在理論與實踐中的重要橋樑，因為它們可以呼應起我們的道德情感，使我們在明瞭了這些道德理論與原則之後，能夠願意去實踐它們。但在過去的教育中，我們卻常常忽略這個部分。因此，我們應該重新將情意教育拉回我們的教學中，一方面激發我們的道德情感，使我們有動力去實踐所理解的道德原則，另一方面鍛鍊我們的意志，使我們願意在面對挑戰與考驗時，仍能夠選擇符合道德的行為。

12 沈清松，《科技與文化》，頁 112。

情意教育的進行方式，可以透過以下幾個重點：

(一) 增加「共感」

也就是同理心的激發。當我們越能夠對他人進行同理，我們才越能夠站在對方的角度去設想他們的問題以及權利，我們才有可能在行為之時，感同身受對方所可能因此產生的傷害與痛苦，進而收束我們的不當行為。當我們越能同情他人、感受他人的痛苦，我們便越能在行為上避免做出同樣傷害他人的事情。

而增加同理心的方式，可以透過情境的模擬來增加體驗與感受。例如：有些學校在護理課程中關於老人照護的課程，便會要求學生進行所謂的「老化體驗」，也就是讓學生穿戴上模擬老人體驗的裝備，實際地去感受到老人因著感官、器官老化而產生的行動不便，以增進日後臨床照護上的同理心。

但並非所有的病症都能夠透過實際經驗的創造來增加同理心，例如面對癌末病患，我們沒有什麼工具可以幫助我們實際地去體驗到罹癌者的感受，則此時我們便需要透過其他的管道來增加醫療人員的同理心，也就是透過我們道德想像力的激發。

(二) 提升「道德想像力」

道德想像力，是幫助我們去理解我們的行為所可能對他人產生影響的一種方式。藉由道德想像力，我們在行為之前，可以預先推知我們的行為是否會對他人產生傷害，以使我們提早避免這種行為；或者，在我們行為的當下，想像出對方正在承受的痛苦，進而停止進行這項行為；亦或是在行為之後，藉由這種道德想像力，意識到自身的不當行為，進而產生愧疚、不安、自責等感受，以使日後能夠避免再次做出傷害他人的行為。若沒有了道德想像力的作用，我們便很難去理解與體會自己的行為是否恰當，以及是否對他人產生不當影響。

道德想像力，就好比我們良心的呼聲，因著這種想像力，我們得以感知他人的感受、體會他人的痛苦、明瞭他人的需求，進而使我們的行為可以趨利避害。是以，在進行倫理教育的過程中，我們不僅應該宣導道德原則的重要性，同時，也應該激發其道德想像力，使之能夠嘗試站在他人的角度來看待問題，以避免獨斷。

而道德想像力又應該透過什麼樣的方式來增強呢？基本上，我們可以透過角色互換的方式，讓學習者能夠藉由不同的角色經驗，來對問題進行更加多元、全面性的反省與考量，以使其能夠以不同的立場與角度來解決、面對問題。坊間有許多醫學倫理的相關書籍，常常是某些醫師當他們由醫生變成病人這個角色之後，因著這種自身生病的經驗，而使他們深刻感受、反省到過去自身的醫療態度，並不能滿足病人的真正需求，等到他們真正成為一個病人之後，他們才明白病人所需的醫療為何。

筆者在教授醫學倫理課程時，常問學生一個問題：我們有什麼方法，可以幫助醫療人員在進入職場後，能夠體會病人的感受以及明白病人的需要？曾有一個學生異想天開的回答了這樣的答案，他說：當醫療人員進入職場之前，應該先將他們的腿打斷，讓他們先因此住院治療，這樣他們就能夠清楚地體會到病人的需求與感受了。

當然，我們不可能採用這種殘忍的方式來迫使醫療人員理解，否則我們將找不到人自願當一個醫生了。但儘管我們不能要求每個醫療人員在進入職場之前，都應該先具有實際的生病、住院經驗，以使他們能夠真正瞭解病人的需求，我們此時應當藉助的便是我們道德想像力的作用。透過道德想像力的發揮，醫療人員可以不必真實的具有這些體驗，也能對病人的狀況加以把握。

所謂的「想像」，便是針對那些自身無法實際去體驗，而以一種模擬的方式來增加感知與理解，例如：我們無法像小鳥一樣具有翅膀去飛行，但我們可以去想像，假設自己就如同一隻小鳥的情境，去體會那種自由自在的感受，而這種想像，首先便是必須先擺脫自身存在的限制，把框限住自己的那個框架拿開，而以所要經驗的那個對象的思惟去激發想像。是以，想像的第一步便是走出自己，不以自身的框架來思惟。想像不見得能夠完整地把握對方的狀態，但卻可以使我們由自身走向他者，往他人靠近。在醫療上，道德想像力的作用正是在於使醫療人員能夠走出自己的角色，不以自己的環境條件來思惟病人的反應與需求，而是站在病人的生存狀態來思惟他所需求的醫療與感受。

為能夠激發這種道德想像力，我們可以藉由真實案例的分享、影片教學等方式，來增加感受。透過個案或者影片情節的發展，我們比較容易隨著劇中人物在面對問題時所做出的反應，去理解他們的角色所會面臨到的衝突以及困惑，甚至是痛苦。因為劇中人物的內心歷程會透過鏡頭清楚地呈現在觀眾眼前，透過劇情的發展以及對話的進行，我們可以逐步去理解他們的心理反應與思惟過程，而在現實生活中，我們可能很難具備這種視域去感知到他人的問題與痛苦。有時候，這種方式遠比說理的方式更加能夠深入人們的內心，情感的感染力有時比理性的作用更加強大，它更容易打動我們，使我們對之產生共感，而增加我們道德實踐的可能性。

(三) 意志力的訓練

為了要使我們的道德情感做出正確的道德抉擇，除了道德想像力的幫助，我們還需要「意志」來做出最後的決定。道德行為乃是一種「明知故意」的行為，「明知」指的是我們必須先透過理性對其清楚的明白與把握；「故意」則是指我們的意志自願的做出這種行為，而沒有受到任何強迫或是出於無意。

很多時候，儘管我們在理性上已經清楚明白這件行為應當如此做，但是我們在意志上卻是力量薄弱，而無法做出關鍵性的決定，也就是缺乏道德勇氣。例如：我們明白排隊乃是一種尊重他人、遵守秩序的表現，但當有人缺乏公德心而任意插隊時，卻不見得每個人都有這種道德勇氣出面制止他人的不當行為。這種時候，便是只有理性認知，卻缺乏意志的驅動力量，就整個行為的結果而言，仍是無價值的。在醫療關係上也是如此，我們儘管明白了醫學倫理所要闡述的價值以及規範，但當我們在實際的醫療行為中，卻沒有那個動力去遵守這些道德價值，則它仍然等於零，它並不會因為我們存有多少的瞭解而得到什麼實際的價值。因此，在醫學倫理的教育中，我們還必須去強化我們的意志力，使之能夠具體實踐道德行為。

意志力又應該如何強化呢？史密斯認為，我們有幾個不容抹滅的天性：第一，每個人天生就是自利的。這種自利心，使我們在行為處事上很容易先以自身的利益，做為首要關切點。他曾經舉過一個例子：我們對於一個遠在中國而死於地震的人所引發的同情感受，遠遠不及我們此刻被割傷了的小指[13]。我們自己對自己而言，乃是獨一無二的，我們的自愛之心，使我們在行為時，非常容易只想到自己。第二、史密斯還意識到我們有另一種天性，就是渴望獲得他人的贊同。因此，儘管我們的自利、自愛之心如此巨大，但我們藉由經驗的觀察也清楚的得知這樣一個事實：自己對他人而言，也只不過是芸芸眾生中的其中之一罷了。而這種理解，使我們生存在社會上時，雖然首先容易先關注到自己的利益，但因為我們天性中還懷有希望旁人同情、認同我們的期待，因此，在行為上，我們會努力的在這種自利心與獲取他人的認可之間取得平衡。也就是努力獲得所謂的「公正的旁觀者」(impartial spectator)的認同。因此，史密斯認為，我們必須做一個仁慈的人，因為一個行為仁慈慷慨的人，當他以一種公正的旁觀者的態度，來檢視自己的善行，他會發現這些行為能夠得到他人的贊同與愛戴，他瞭解自己會因此受人歡迎與喜愛，故當他如此行為時，他就更為快樂、安詳與鎮靜，並且更能與他人友好相處，而這些就構成了我們對「優點」的意識。

「只有透過公正的旁觀者的眼光才能糾正我們自愛之心的天然曲解。他告訴我們慷慨的合宜性和不正義所會產生的缺陷；他指出為了他人較大的利益而情願放棄自身最大利益的合宜性；他指出為了使自己獲得最大的利益而使他人遭受最小傷害的醜惡。」[14]

13　Adam Smith, *The Theory of Moral Sentiments.*, p. 193.

14　*The Theory of Moral Sentiments.* p. 194.

史密斯認為當我們行為時，我們應該以一種「公正的旁觀者」的眼光來審視自己的行為[15]，而非以自身情感好惡或個人利益來檢視，因為那必然無法獲得他人的同情。因此，要增加意志的行動意願，首先便應該先去說服我們內心的那個「自愛之心」以及「渴望獲得他人贊同之心」，使我們明白在醫療關係的過程中，以符合醫學倫理的方式行為，才有可能獲得他人的贊同，進而使意志願意跟隨理性的分析，而做出符合醫學倫理要求的行為。

二、典範制度的建立

醫學倫理教育除了透過課堂上的學習之外，它應該還有一個更重要的學習管道，那就是在實際臨床時的一種典範制度的教育。在課堂上的學習，如果沒有透過實際經驗的強化，這種理解很容易逐漸薄弱。透過現實情境的實地練習，才能夠強化我們在課堂中的理解，使理論跟實際更加緊密地聯繫起來。

當此之時，一種典範制度的建立，對於這些道德學習者而言就更加重要。它可以透過下述兩個面向來加以落實。

(一) 學習價值分類與排序

我們必須在眾多的行為價值中，幫助學習者進行價值分類，也就是使他們能夠清楚的分辨各種行為所可能產生的價值，進而從中擇取具有價值的行為。我們應該使他們能夠認同道德行為所可能產生的實際價值，而不是將之視為無用之物。若他們無法清楚地瞭解

[15] Cf. *The Theory of Moral Sentiments*. pp. 166-7.

到道德的價值，則他們很難在實際行為中，把他們當作首要的選擇對象。

道德的價值，雖然無法直接產生大家所中意的現實價值，諸如金錢、名利等，但它卻仍間接地與這些價值相關。道德短期內雖然很難看到它有什麼實際性的價值，但長遠來說，它卻是這些現實利益的基礎。舉例來說，在企業的發展上，很多企業認為偷工減料的方式可以馬上替公司省下開銷成本，進而使收益增加，短期而言確實如此，但是，這種違反企業倫理的行為，一旦被發現，其所付出的代價遠比當初所省下的成本為多。例如 2000 年時，日本雪印公司將受到污染的奶粉重新包裝上市，結果遭到大阪市政府揭發，而使之信譽掃地，造成商譽、股價大幅下滑，因此有人說：「一瓶 200 日圓的牛奶拖垮百年老店」。確實當初他們使用這些奶粉，可以為他們節省成本的開銷，但這種行為之後所造成的傷害，遠遠大過於當初所省下的這些金錢。

在醫學領域中亦是如此，當醫院以利益作為導向時，為了節省成本支出而在醫療品質上偷工減料，短期而言，確實可以因為成本的降低而增加收益，但長期而言，這種醫療品質的下滑卻很可能造成病人的不信賴，進而逐漸放棄前往就醫的意願。或者在醫療的過程中，為了多看幾個病患，而縮短每位病患問診的時間，短時間內雖然可以多增加看診費，但粗糙的問診態度卻也可能造成病患的不滿，而喪失其信任。故將眼光放遠來看，以符合倫理的方式去行為，仍然比以違反倫理的方式行為來的具有效益與價值。

故如何為這些學習者建立正確的價值觀，使他們清楚地明白以倫理的方式行為，不僅可以證成道德上的價值，同時也可以帶來現實上的具體價值。

(二) 建立良好的人格典範

學習有時候是需要一個良好的榜樣來作為我們仿效的對象。從小開始，我們就一直在我們生活的周遭尋找模仿的對象。小時候，我們模仿的對象常常是我們的父母，因此我們明白身教的重要性；當我們進入學校就讀，接受學校教育時，我們的模仿對象轉而成為我們的師長，師長的教誨與言行，對我們的影響常是非常深遠與直接的；等我們成人之後進入職場就業，我們仿效的對象又成為職場中的成功人士，他們的成功經驗，常使我們在行為時容易將他們作為一種行為的典範來加以學習。

初入職場時，我們的心靈有如一塊白板，等著被逐漸填補，當此之時，若職場中的前輩能為我們樹立一套良好的行為典範，則我們便很容易有了一個好的仿效對象，我們的行為也就越能夠符應於倫理的要求。同樣的，當我們所面對到的是一個不良的示範時，則很可能使我們過去所學習到的道德價值馬上受到嚴重的衝擊，進而可能被摧毀，透過上行下效而所剩無幾。因此，一個良好的典範建立乃是非常重要的，每個具有影響力的人都應該清楚地意識到自己的行為所可能為他人產生的影響。例如：作為主治醫生的人，應該清楚知道自己的行為規範，會直接的影響到住院醫生、實習醫生等的態度，因此他更應該謹言慎行，使自己的行為能夠符合醫學倫理的要求，做出一個值得仿效的良好典範。若在上位者忽略了自己的影響力，而做出違反醫學倫理價值的行為，則他所造成的不當結果將遠比其他人來的多。因此，在醫學倫理的教育過程中，一種良好典範制度的建立，乃是必須且重要的一環。

問題討論 ?!

1. 你認為當前的醫學倫理教育，之所以無法獲得良好的實踐，問題出在哪裡？
2. 你認為有什麼方法可以幫助醫療人員提升他們的道德實踐意願？
3. 道德情感教育可以透過什麼方式被落實？

Chapter

生命教育與醫學倫理

本章摘要

本章主要探討下列議題：

一、生命教育所訴求的價值為何？

二、生命教育對醫學倫理教育可以提供什麼樣的幫助？

三、如何由生命尊嚴以及死亡尊嚴來看待醫學倫理議題？

第一節　生命教育對醫學倫理教育的重要性

一、生命教育之目的

生活的目的、生命的意義、生存的價值、死亡的真義等，都是每個人終究無法迴避的問題，不論其現實生活中的生存狀況為何，我們終究得面對到我們「正在活著」以及我們「終究會死亡」的事實。而對於這些事實，我們所抱持的態度則會深刻地影響到我們對己身生命的安排。

海德格(Martin Heidegger, 1889-1976)在其《存在與時間》(*Sein und Zeit*)一書中指出：「人是向死的存在。」也就是說，人出生就註定邁向死亡，這是我們無法逃避的一個事實。但他認為對於這個事實我們卻常抱持著兩種不同的態度，一種他稱之為「非本真的」(inauthenticity)態度，另一種則為「本真的」(authenticity)態度[1]。所謂非本真的態度，指的是我們試圖忽視或者故意遺忘自己作為有限受造物的命運，無法真實地將自身的有限生命同死亡具體的聯繫起來。我們雖然在理性上清楚地知道自己有一天終究會死亡，但卻總是把這一個具體事實視為是只會發生在他人身上的事情，或者是一種與自身無關的災禍。我們單從每年海邊溺水意外頻傳就可以得知這種心態了。儘管在危險的海域標誌著下水游泳的危險性，以及每年溺水事故的發生數，但仍總是有些人會不顧安全警告而下水游

1　Martin Heidegger 著，王慶節、陳嘉映譯，《存在與時間》，（台北：桂冠圖書，2002），頁 321-348。

泳，然後溺水事故便一再的發生。何其故？都是因為他們認為之前的溺水事件，是他人的事情，這種死亡的危機與自己毫不相干，他們無法清楚地意識到死亡與自己的關連。托爾斯泰(Leo Tolstoy, 1828-1910)著名的短篇小說《伊凡．伊里奇之死》中，便有一段精彩的描述可以作為這種「非本真」的最佳說明：

「伊凡心裡明白，他快要死了，但他對這個念頭很不習慣，他實在不理解，怎麼也不能理解。他在基擇韋捷爾的邏輯學著作中，讀到一種三段論法：蓋尤斯是人，凡人都會死，因此蓋尤斯也會死。他始終認為這個例子只適用於蓋尤斯，絕對不適用於他。蓋尤斯是人，是一個普通人，這個道理完全正確，但他不是蓋尤斯，不是一個普通人，他永遠是個與眾不同的特殊人物。」

非本真的態度使得我們總是把死亡視為是只與他人相關的事情，而完全與自己無涉。儘管知道「人」終究會死，但也無法把自己跟這些「人」等同起來。

而所謂的「本真的」態度，則是指我們能夠清楚地意識到自己的命運，並且能夠坦然面對我們終究會面臨死亡的這一個事實。而我們又為什麼必須真實、坦然地去面對我們終究會死的這一個事實呢？這種認知對我們的生命又有什麼益處？

海德格認為，「人」這個存在，相異於其他的存在而言，其價值的呈顯就在於人能夠「成其為他所能是者」，他能夠去籌劃自己的可能性，透過對自己過去、現在、未來的存在狀態的理解，而成為自己所欲、所能成為者。「人」能夠明白我們所處的生活世界，透過我們所處的世界來發現自己、理解自己，並且透過我們所被拋入的世界中，來對自己生命的可能性進行籌劃。人能夠因此而清楚地把握到自己的生存狀態，藉由對自己生存狀態的一種真實理解，來籌劃自己的人生。

新聞案例討論

【2005 年 3 月 21 日報導】美國人泰莉在 15 年前因為體內鉀離子失衡，心臟一度停止跳動，導致腦部缺氧，在陷入昏迷之後，一直依賴餵食管維持生命。1998 年時，泰莉的先生以泰莉在未成為植物人之前曾經表示過，不希望以這種沒有尊嚴的方式活著，因此主張拔除泰莉的餵食管，讓她能夠有尊嚴的死去。但是泰莉的父母則認為，泰莉還有恢復的希望而拒絕拔管。雙方為此對簿公堂，經過多年纏訟，期間經過佛州州長以行政權介入，但最終仍被佛州法院判決同意拔管。而在此之前，泰莉已經兩度被拔管之後又被接回。

醫院方面按照法官的要求，在 18 日拔除泰莉的餵食管，而醫生預估，泰莉可能在拔管後兩週內死亡，也因此參院兩院為了爭取時間，特地在春假休會期間找回議員加開院會，審議這項法案。參議院已經在 20 日通過專為泰莉提出的法案，阻止佛州法官執行拔管，並將泰莉生死權官司交由聯邦法院審理……。

請問，如果你是泰莉，你會希望被拔除餵食管而安樂死嗎？其次，如果你是泰莉的先生或者父母，你會讓她安樂死嗎？

因此，如果我們無法真誠地面對我們終究會死亡的這一個無法逃避的事實，則我們便無法清晰地對自己的生命進行一種有效、有意義的規劃。因為我們將自己終究會死的這個問題排除在外，因此我們對自己生命的安排便不可能是完整的。人因著能夠意識到自己會死亡的這個事實，所以我們才可能對有限的生命感到珍惜。如果我們一直以為自己的生命永沒有終結的一天，則我們便很可能總是在虛度它。就如同在沙漠中跟在熱帶雨林中對「水」的使用便有很大的差異。一個知道生命有限的人，他便不容易虛擲生命；但自以為死亡與自己無涉的人，則容易以為還有許多的時間可以揮霍，也因此他們常常容易在面臨生命的終點時，對於自己的人生懊悔不已。

因此，生命教育之目的，即在於：讓我們在面對生死課題的過程中，能夠學習到如何重新審視自身的生活態度以及為自己找到有價值的定位方式。

然而，現實的狀況卻是：在大學的養成教育過程中，我們常過度強調專業技能的培養，而忽略了基本人文教育的養成，以致於我們培訓出許多專業的人才，但這些人才在面對他們自身生命的問題時，卻常呈現茫然失措的狀態，這種問題之所以產生，有一部分的原因或許與我們過去過於忽略生命教育的重要性息息相關。

二、生命教育之核心內容

生命教育究竟所指為何？顧名思義，生命教育乃在探討有關於「生命」的議題，它含涉的範圍非常的廣，從哲學、文學、醫學、科學等角度，都對「生命」這個對象有不同的探究方式，不論是從生物學的角度切入，或者是從存在價值的角度切入，生命教育整體而言，都不脫對生命表達一種尊重的態度。基於對生命的尊重，建基其上的相關學科都因此而獲得了存在的堅實基礎，它們所追求的一切價值才有了開顯的可能。

而生命教育的核心內容，我們仍可將之大致歸類為兩個方面來進行說明：

(一) 向內

在此返回到內在自身的過程中，生命教育主要思考以下幾個部分：

1. 理解自身的生命構造，以使自己能夠把握自己的生存客觀狀態，並清楚地意識到自己身體的相關訊息，對自己的健康做出最完整的把握。因為人乃是一個整體，身體與心靈的狀態彼此息息相關，若我們無法對自己的身體狀態做出最好的照護，則我們在心靈上也無法獲得安寧。

2. 感知到自己內心的情感狀態，真實地返回內心，省察自己的內在，並對自己進行一「自我認同」的過程，以明瞭自己的生命情境、困境等。這是對個人生存狀態最真實的把握，它能夠使我們屏除很多對自己不真實的理解以及價值判斷。在對自己進行自我認同的過程中，我們得以找出自身所追尋的自我價值，以幫助我們能夠找到自己生命意義的方向，並建立正向的人生觀。

3. 探討生命最終極的存在目的與價值。也就是我們能夠透過對自身生命的省察，得知對「生命」本體的尊重。理解生命的存在本身即具有價值。每個生命都應該「成其之所是」，個人價值的展現乃是在於我們能夠選擇我們所想成為者以及我們所能成為者。在每個人邁向自身生命意義的追尋過程中，都應該獲得他們應有的尊重。

(二) 向外

向外則是指由自身走向他者的向外開展的過程。它指的是去學習尊重並理解其他生命個體之生命價值。它要求：

1. 其他生命的價值，同我們自身的生命一樣珍貴，必須被尊重。他人的生命同我們的生命，都擁有同樣的權利，不應該有高低之分。
2. 在不影響他人權益的情況下，每個人對自身生命的安排，應該具有最大的自由與決定權，他人不應該無故干涉每個人對自己生命的決定。

整體來說，生命教育即是在教導我們對生命（不論是自己或他人的生命）進行完整、清楚的認識，以及對生命意義進行把握，並且能夠推己及人的去學會尊重他人的生命價值。

三、生命教育之重要性證明

醫學倫理的課程，相較於其他醫學相關課程，可以說是最容易的課程，同時也是最困難的課程。說它是最容易的課程，乃是因為相較於醫學的其他複雜理論與技術，它所陳述的倫理原則與價值較為簡單；而說它是最困難的課程，理由則在於理解它雖然不難，但要去落實它卻很困難。因為，即使我們對這些醫學倫理原則具有百分之百的理解，卻也不見得可以在實際狀態中證成百分之一的實踐，而其他的醫學課程則不存在著這種理解與實踐之間的巨大裂縫。

何以造成這種理論與實踐的落差呢？究其原因，常常是來自於當我們缺乏對「生命」的一種發自內心的尊重時，我們便很難把「病人」當作「人」來看待，我們很容易變成只看得到「病」，卻看不到那正生著病的「人」。我們只看得到生命「現象」，卻看不到生命「價值」。對於生命，光憑科學的分析是不足夠的，這些對人的解析，無法構作出一個人的整體性，也無法從中透顯出人的需求、人的情感、人的尊嚴、人的價值。

是以，當我們能夠對生命的真諦愈加瞭解與體會之後，當我們面對醫療體系中的病人時，我們就愈發能夠尊重其生命以及人格尊嚴，而這一部分，正是病人急需，但我們當前醫療體系卻常忽略的一環。

故，生命教育的核心價值，對於醫學倫理課程的建構，乃是非常必需的。因為生命教育所關涉的乃是「生命」的問題，儘管它有許多面向與切入點，但最終都不脫對生命的重視與尊重，其所要彰顯的，便是生命的價值。而醫學倫理之存在理由，也正是基於對生命的尊重，其意識到醫學的主要服務對象，乃是人的生命。而基於尊重生命的這一訴求，便因此有了「醫學倫理」的產生（而不是只有「醫學」的產生），以探討在醫學中所有跟生命議題相關的「關係」。故生命教育可以作為醫學倫理證成其價值的基礎——由於對生命的尊重，因此醫學倫理才獲得它存在的理由。

生命教育為什麼對醫學倫理很重要呢？理由在於：若我們失去了對「生命」應有的正確態度與看法，則我們便很容易在醫療上做出錯誤的判斷與抉擇。如果我們對生命的基本態度是以享樂為目的，並且對於他人的權利視而不見，則我們很可能在行為上會為了牟取利益而不擇手段。在醫療上則可能會做出違反生命價值的選擇。例如：我們對安樂死以及墮胎等醫學倫理上的兩難議題所採取的立場，都取決於我們怎麼看待「人」這個生命，包括我們對人的生命權利、生命價值、生命尊嚴等，都不脫我們對生命所抱持的基調為何。我們可以由以下幾點來窺得生命教育對醫學倫理的重要性：

1. 忽略生命教育，便無法習得對生命的基本尊重。

就醫療人員而言，若失去了對生命的尊重，則當他們在面對病人時，便很容易忽略到病人的生命情境，而無法做出對病人最有益的醫療，最後導致醫病關係的下滑。

2. 忽略生命教育，便無法對自己的生命擁有最真實的把握。

就病人而言，若失去了對己身生命意義的把握時，當他面對醫療的抉擇時，便無法對自己的生命做出最好的安排與決定。

3. 醫學倫理的基本原則，基本上都是建基於對生命的尊重：

(1) 不傷害原則：強調對病人生命整體的尊重，以使我們對病人的醫療能夠不傷害到病人的身、心、靈。

(2) 自主原則：乃是對病人自主權的尊重，也就是尊重每個病人對自己生命的籌劃權，而不僭越其自由。

(3) 效益原則：對病人生命的熱愛，以使病人能夠獲得最好的、最有效益的醫療。

(4) 行善原則：對病人生命的積極向度，使之除了獲得基本的醫療之外，能夠使其生命更加滿全。

(5) 公平正義原則：明瞭每個人在生命上的價值乃是等同的，沒有貴賤高低之分，是對每個生命最基本的尊重。

(6) 知情同意原則：對每個人自主權以及自由的尊重，使個人生命的價值凌駕於社會整體利益之上，而得到最完整的保護。

(7) 誠信原則：是對病人生命的一種信諾，以維護病人對自身生命資訊的絕對保障權與配置權。

4. 醫學倫理所面臨的兩難問題，也不脫對生命的探討：

(1) 墮胎議題：癥結點落在該保護胎兒的生存權還是母親對自己生命的自主權。

(2) 安樂死議題：我們該維護生的尊嚴還是死的尊嚴？

(3) 複製人議題：我們是否該為了自己的需求，而複製出另一個生命來供我們使用？

(4) 潛生命的控制議題：我們是否有權取消一個不健全的生命之生存權利？

諸如這些隨著醫療科技的進步，而在醫學倫理上所產生的醫療難題，以及醫病關係中所探討的醫療問題，處處都可見到生命教育的著力之處，我們若失去了生命教育對生命所提出的看法，則醫學倫理所追求的價值將成為空泛的名詞，而毫無實際的內容。

醫學的存在目的，乃是在延長病人的「生」，並延遲「死」的到來，而生命教育的主題則是在於如何為「生」「死」提出妥切的看法，以使我們在面對「我們正在活著」以及「我們終究會死」的這兩個我們無法逃避的課題時，能夠有更正向的態度。是以，醫學倫理必須透過生命教育的幫助，以使自己更加滿全。

第二節　由墮胎議題中的生存權利看醫學倫理

一、墮胎的意義

墮胎指的是以非自然的方式，出於故意或刻意地去結束妊娠中胎兒的生命。此非自然的方式包括了：服用墮胎藥物、施行子宮刮除術（擴張刮除術、真空刮除術）、子宮切開術等。這些方式均是以外力干預的方式，使原本生存於子宮內的胎兒因此而中止其生命徵象。

在進行墮胎的行為中，它包含幾項重點：

1. **墮胎的行為乃是出於成人的意願而被進行的。**
2. **胎兒雖為直接關係人，但卻沒有任何能力與機會表達自身的生存意願。**

正是由於胎兒並沒有表達自身生存權的能力，因此，當成人行使其自主權而欲將胎兒墮胎時，胎兒的生存權利就更值得我們加以關心。由於胎兒在母親子宮內時，只能算是具有成為「人」的潛能，但卻還不具備我們所認知的「人」的完整性，也因此，他們的生存需求很容易被我們所忽略。由於胎兒必須依存於母體才能得以生存，因此許多贊成墮胎立場的人會認為母親具有絕對的身體自主權，可以依其需求來決定生產與否。但是，儘管胎兒仍未是一個完整的「人」，但不可否認的，他們仍然具有成為一個完整的人的潛力，我們是否應該因為他們眼下仍未完整，就將他們的生存權利減半呢？但是換個角度來看待墮胎問題，若胎兒造成母體生存上的困境，我們是否應該予以絕對的自主權來使母親得以安排自己的身體與生命呢？以下將由墮胎議題最核心的兩個論點來探討墮胎在醫學倫理上是否合理。

二、由「自由」概念看墮胎在醫學倫理上的問題

有關於墮胎是否為我們所接受，相關的論戰非常的多，儘管我國目前業已於民國八十八年通過優生保健法，賦予婦女人工流產的權利。但我們在醫學倫理中所講求的，並非「實然」（實際上如何）的問題，而是「應然」（應該要如何）的問題。因此，儘管現行法令已經通過，但這項事實並不能因此證成墮胎議題在道德上的合理性。究竟墮胎合法化恰當與否？我們仍應就倫理的角度來加以檢視。

事實上，支持墮胎的基本主張，乃是建基在婦女具有絕對的身體自主權這個立論基礎上。基於個人自由，婦女有權決定是否要接受生產這一個事實，以及基於個人人格的尊重，婦女的意願及決定應該受到保護。

確實，「自由」這個詞，在現今這個追求自由民主的時代，只要打著自由的名號，它就好比披掛著一把鋒利的寶劍，所向披靡。但我們要問的是：當我們高唱著自由的時候，我們真的真確地把握了自由的意義嗎？我們真的瞭解我們所被賦予的自由，具有什麼樣的價值與意含？

自由應該具有以下意義：

1. 自由代表著責任。

人一旦擁有自由，代表的不是可以任意妄為、隨心所欲，而是代表了他能夠「自覺」進而能夠「自決」。一個沒有自由的人，一個失去自由意志的人，是無法為自己的行為承擔任何道德責任的，因為他的行為並不是出於「明知故意」的方式。因此，當我們擁有了自由，就代表著我們必須開始為自己的選擇以及行為負責。當一個人能夠負起責任的能力愈大，他所擁有的自由也就愈大，例如一個三歲小孩與一個二十歲的成年人，他們擁有的自由便不相同，這都是來自於他們能對自己負責的能力不同。

2. 人的自由並不能無限上綱。

自由的擴展應該有一個界限，這個界限就是：不能造成他人的傷害。彌爾在其《論自由》一書中便清楚地表明這一條「極簡單原則」(one very simple principle)：人類只有在為著「自我防衛」的目的之下，才有權利以個別或集體的方式去對其中任何份子的行為進行干涉[2]。換句話說，每個人的自由不應該受到任何限制，而可以無限地加以發展，但是，當這個自由與他人的權益相關之時，或者會造成他人的傷害時，我們的自由便必須要受到限制。

3. 一旦我們動用了我們選擇的權利，我們便同時應該擔負起選擇後所應承擔的義務。

權利與義務在大部分的時候都被視為是同一組概念，也就是兩者常常伴隨著一塊出現。當某個權利被索求時，它同時代表著另一

2 John Stuart Mill, *On Liberty*, p. 68.

方有義務必須提供這些索求。例如：當我們說自己具有受教育的「權利」時，這便代表著政府有提供我們受教育的「義務」。因此，當我們要去使用我們自由的權利時，它也代表著我們應該同時肩負起因著自由而來的義務。我們必須承擔起這項道德義務去為我們自由抉擇後的任何結果負責。

是以，透過自由的這三個意義，讓我們回到那些宣稱擁有身體自主權而贊成墮胎的觀點上。依現行的優生保健法中第九條的規定，允許墮胎的情況有以下六種：

1. 本人或其配偶患有礙優生之遺傳性、傳染性疾病或精神疾病者。
2. 本人或其配偶之四親等以內之血親患有礙優生之遺傳性疾病者。
3. 有醫學上理由，足以認定懷孕或分娩有招致生命危險或危害身體或精神健康者。
4. 有醫學上理由，足以認定胎兒有畸型發育之虞者。
5. 因被強制性交、誘姦或與依法不得結婚者相姦而受孕者。
6. 因懷孕或生產將影響其心理健康或家庭生活者。

其中第 1~5 款，雖然無法完全在道德上獲得其墮胎合理性的證明[3]，但卻不會引發大部分人的抗議，問題出在第 6 款：「因懷孕或生產將影響其心理健康或家庭生活者」這個理由上。首先，什麼情況算是影響了心理健康，或者是家庭生活？其界線非常模糊，我們

[3] 他們所可能在道德上引發的爭議包括了對公平正義原則的違反，例如：當胎兒可能造成母體危險時，若我們進行墮胎，則基於對生命的公平對待原則，我們無法解決為何我們是去維護母親的生命而非胎兒的生命。

如何據此為胎兒的生命權進行把關？其次，我們想問的是，我們是否真的具有這種自由，來抹煞肚子裡那個因著我們的自主行為而懷孕產生的生命？因為並非是他們先存在我們的肚子裡，然後我們才行使我們的自由權，而是因為我們先行使了我們的自由權，然後才造成肚子裡這個小生命的存在。我們才是那個應該為這個行為做出責任承擔的人，但事實上卻常是由肚子裡這個無辜的小生命來為我們承擔。第 1~5 款，都是我們所無法自主、不能控制的情況，因此我們不必承擔完全的道德責任，但是第 6 款，卻是完全出自我們的認知與感受，我們對此實在應該承擔起所有的道德義務。

若我們無法承受行為所可能產生的後果，那麼，我們便應該在行為之前做出審慎的評估，如此才是一個成熟理性的人所應有的態度。波伊曼在其《生與死》一書中舉過這樣一個例子：

「假設布希總統突然有了一種很奇怪的肝臟，他的腎臟也都衰竭了，因此他需要使用另一個人的肝臟和腎臟。這個人必須和他一同坐臥行走，和他同桌飲食達九個月之久。有一百個和他擁有相同肝臟和腎臟的人被召集過來參與抽籤，一個抽到輸了的人就必須和布希總統連在一起。來玩這場遊戲的每一個人都可以得到一千美元。你會不會參加這場遊戲？」[4]

[4] Loius P. Pojman 著，江麗美譯，《生與死：現代道德困境的挑戰》，（台北：桂冠出版社，1995），頁 94。

這個故事正可妥切的作為我們對墮胎議題的反省：

1. 是否參與這個抽籤遊戲，乃是出於個人自由意志的決定，並非被強迫。（就如同我們是否進行性行為，乃是出於我們自由意志的抉擇）
2. 儘管機率很低，只有百分之一，但我們仍無法保證絕對不會被抽中。因此，一旦決定參與抽籤遊戲，就必須同時體認到我們有被抽中的可能性。也就是必須承擔可能得和布希總統連在一起九個月。（就如同我們儘管作好妥善的避孕措施，仍無法百分之百保證絕對不會懷孕）
3. 既是出於自由意志的選擇，且明瞭抽籤的可能後果，則一旦不幸的被抽中時，我們這時是否有那個權利說：我對自己的身體有絕對的自由使用權？（就如同我們意外懷孕之後，我們此時再搬出我們有身體自主權而要求墮胎的這項理由，是否合理？）

當然，有許多人容易站在結果論或效益主義的立場來支持墮胎這個主張，他們認為當父母雙方不具備能力來撫養照顧這個小孩時，生下他／她，也只是造成更多的社會問題以及家庭負擔。確實，就現實的層面而言，的確會有這種情況以及問題產生。但是我們要問的是：在對效益的考量上，這種效益的計算是否太過偏頗了？效益主義面臨的一大考驗便在於：我們效益計算的「時間點」該落在哪裡？當下？還是十年？還是二十年？我們要效益計算的「廣度」又該計算到什麼程度？自身？還是家庭？還是社會整體？若我們只從當下的負面結果與影響來做出決定，卻沒有思考到生下他／她所可能帶來的正面效益，我們更別提一個生命的價值，本身就具有多麼珍貴的價值，很難以外在物質條件來比擬。解決問題的方式很多，但我們必須先學會做出正確的價值排序，理解什麼價值才是我們最應該重視的。

為能夠確實地理解這些價值，我們更應該在我們的醫學倫理教育中，納入生命教育的理念，如此我們才不至於在做道德抉擇的過程中，產生錯誤。

三、由「生命權」概念看墮胎在醫學倫理上的問題

關於墮胎的另一個引人爭議的概念在於：墮胎是對於生命的一種不尊重。由生命權而來的道德考量，有以下幾個問題：

(一) 如何判定「生命」的開始？[5]

關於生命究竟始於何時？相關的主張非常多：

1. 生命始於精卵結合時。
2. 生命始於受精卵的著床起（受精後一週左右）。
3. 生命始於胎兒有心跳開始（受精後六週左右）。
4. 生命始於胎兒有腦波開始（受精後三個月）。

---

5 保守派的基本論證為：
　前提一：殺害無辜的人是錯誤的行為。
　前提二：人的胎兒是無辜的人。
　結論：所以，殺害人的胎兒是錯誤的行為。
但辛格(Peter Singer)認為，保守派論證的錯誤在於他們無法證明「胎兒」同「人」一樣具有理性或自我意識，因此，胎兒的價值不應該被提高到與人同樣的高度，除非胎兒已經發展出痛覺，而不能隨便墮胎，否則，孕婦的重要利益應該都要高於胎兒的初級利益。參見 Peter Singer 著，《實踐倫理學》，頁 147-49。

5. 生命始於以脫離母體後是否能夠自行生存為判定標準（我國優生保健法指妊娠二十四週以上的嬰兒）。
6. 生命始於出生之後。

究竟何種說法最能符合生命教育對生命的尊重呢？哪一種看法才能夠真正的保障到胎兒的生存權利？我們對以上幾種胎兒生命權所採取的主張，正標誌出我們對於生命權利的基本看法。

(二) 具有「潛能」者是否和已「實現」者享同等的權利？

胎兒在出生之前，不論在身體的發育上、心理的發展上都不能算是已經成熟的、完整的「人」，但是他們具備有成為這樣一個完整的「人」的潛能。只要在正常的環境下予以應有的養育，他們就能夠成為完整的人。但由於他們目前仍未成為一個完整的人，也因此，關於他們應該具備有多少的生存權利？他們的生存權利又是否足以和母親的生存權利相抗衡？孰輕孰重？這些問題都引發很多的討論，我們對於這些問題的看法，也建構出我們對於墮胎的基本立場。[6]

事實上，前文對於生命判定的幾種不同的標準，其實都只是各自標誌出生命的不同進程。基本上，他們都是「同一個生命」在「不同時期」的生命狀態的展現。因此，以最嚴格的意義而言，當精卵

6 關於這個問題，保守派便認為，依照物種原則，胎兒具有絕對的生存權，他們從受孕開始便擁有了道德地位和權利。但許志偉認為，保守派忽略了位格倫理所強調的人際關係層面的重要性，並且也忽視了墮胎問題的社會關係層面，特別是忽視了孕婦也同樣具有被重視及保障的權利。參見許志偉，《生命倫理對當代生命科技的道德評估》，（北京：中國社會科學出版社，2006），頁 271-73。

結合成受精卵的時候，此胚胎已經具備成為一個完整的「人」的潛能，因此，便應該獲得其生命權應有的尊重。

激進的墮胎支持者會認為，胎兒在母體中既是依賴著母親才能得以生存，那麼，母親基於對自己身體自主權的使用，將肚中的胎兒墮掉就如同只是拿掉身體的一部分組織而已。但是，我們拿掉身上的一塊組織，跟拿掉身體裡的一個有心跳、有感受的小生命，真的等同嗎？

特別是隨著醫療科技的日新月異，我們從懷孕開始便可以透過科學儀器（如：超音波）對胎兒進行觀測，我們與腹中胎兒的關係，不再如同從前一般疏遠，我們可以從他們還是一個小胚胎開始就觀察他們在母親肚子裡的情形。當我們透過超音波看到那小小的生命，心臟一閃一閃的跳動；當胎兒的身體逐漸發育，在母親的肚子裡揮動手腳的時候，我們如何說服自己：他們並不能算是人，他們只是我們身體裡的一小塊組織而已？

當然，若我們將胎兒的生命權利視為應被我們完整保護時，我們還會因此面臨到一個問題：胎兒的生命權利是否等同於母親的生命權利？一個我們都極不願看見的情況：在妊娠的過程中，若胎兒的存在有可能危及母親的生命時，我們應該優先保存誰的生命？他們彼此之間的生命權利，是否有高低之分？若有，這種高低之分，符合我們對生命權利的尊重嗎？

筆者認為，針對此一問題，任何一種主張，不論是以母親的生命權利優先，或者胎兒的生命權利優先，他們都無法證明自己比另一種主張更加高明，或者更加符應於倫理。因為他們的主張背後都各自有著支持他們理論的道德原則，站在效益主義觀點的，可能會從二者的生存條件來為他們進行生存的效益計算：若胎兒在失去母親的狀況下出生，並無法獲得完整妥善的照顧，或者他的生存狀態不佳，則他們便可能會選擇放棄胎兒的生命；若母親生產後的身體狀況不良，則母親的生命可能被放棄…。而站在義務論立場的人，則可能認為每個生命都應該予以同樣的對待，不應該有高低之分……。因此，針對這個問題，筆者認為我們的回應，只能標誌出我們對於生命價值的一種態度，而無法作為他們合理性的充分證明。

但這種極端的情況並非常態，一項對於墮胎原因的調查中發現，不到一成的原因是來自於胎兒危及母親生命、因受強姦而懷孕等狀況，九成以上的墮胎，都是基於經濟因素、情感因素等，而這些理由，很明顯的，不應該高於我們對於胎兒生命權的關注。

無論如何，在不損及母親身體狀況的情形下，胎兒的生命都應該受到完整的保護，因為他們儘管現在仍未呈顯為完整發展的「人」，但他們有一天終究會是，他們的生存權利應該被我們重視。

第三節 由安樂死議題中的死亡權利看醫學倫理

一、安樂死的意義

安樂死(euthanasia)其字義主要源自希臘文，其中“eu”在希臘文裡所代表的意思是「好」(good)，而“thanatos”則是意指「死亡」(death)

的意思，兩個字合起來看，指的就是一種「好的死亡」(good death)。而什麼叫做「好的死亡」？死亡還有「好的」嗎？

基本上，安樂死的「安樂」乃是用於強調我們相對應於在面對死亡的過程中，我們生命所遭受的痛苦。由於我們在面臨死亡的過程中承受了極大的痛苦，因此我們希望能夠以一種舒適的、無痛苦的方式來解脫。所以我們說它是「安樂」死、「好的」死亡。也就是說，它是指能夠在沒有痛苦、並且有尊嚴的情況下，迎接死亡的到來。

而想要進行安樂死，它至少有幾個條件必須被滿足：

1. 病人的「身體」正遭逢著極大的病痛折磨。
2. 因著這些病痛折磨，病人的生命品質已經嚴重下滑到不堪忍受的程度。
3. 死亡是可預期的解決這些痛苦的較好方式。

但在這些條件中，它會接著引發幾個問題：

1. 病人的「心理」若遭受極大的痛苦折磨，他是否也可以選擇安樂死？
2. 我們怎麼去檢測這些痛苦都已經是「不堪忍受」的？
3. 若死亡可以終止這些痛苦的折磨，我們是否就可以進行安樂死？

關於這些問題，引發了我們在生命倫理學上的討論，也就是我們究竟有沒有所謂的「死亡權利」？當我們認為我們的生命已經走到一個難以負荷的境況時，我們是否可以放棄我們的生存權利，走向死亡？對以上這幾個問題的基本態度，決定了我們對於安樂死的贊同與否。

二、安樂死的類型

安樂死依著「行使同意權與否」可以分為：自願性安樂死(voluntary euthanasia)以及非自願性安樂死(non- or involuntary euthanasia)。前者指的是我們能夠出於我們的自由意志，來決定自己是否進行安樂死；後者則是指自己本身無法或沒有表示是否要進行安樂死，而由他人來決定為自己進行安樂死（例如：嬰兒、植物人等）。

而透過安樂死的「施行方式」，又可以劃分為：主動（積極）安樂死(active euthanasia)以及被動（消極）安樂死(passive euthanasia)。前者指的是我們透過某些積極作為而使得病患可以縮短生命、從痛苦中解脫，例如：注射致命藥物；後者則是透過某些不作為的方式，而導致病患死亡，例如：中止病患維生所需的醫療設備，如呼吸器等。

由著這兩種劃分，他們彼此之間又可以形成四種安樂死的類型：

	自願	非自願
主動（積極）	經病患本人同意，以「有作為」的方式（例如：注射藥物），以幫助病人死亡，結束痛苦	未經病患本人同意，在病患沒有表示或無法表示的情形下，而以「有作為」的方式，讓病人死亡
被動（消極）	病患本人拒絕接受治療或者是以「不作為」的方式，導致病患死亡	在病患沒有表示或無法表示的情形下，停止對病患的治療，也就是以「不作為」的方式導致病患死亡

在探討到安樂死的類型時，容易產生這樣的一個疑問：我國目前所通過的安寧緩和醫療條例，是否也是一種消極安樂死？

安寧緩和醫療條例在第三條中言明：

「安寧緩和醫療：指為減輕或免除末期病人之痛苦，施予緩解性、支持性之醫療照護，或不施行心肺復甦術。」

這裡所謂的末期病人，乃是指罹患嚴重傷病，且經過醫師診斷，認為以目前的醫療科技並無法治癒之病症，並有醫學上之證據，認為已是瀕臨死亡者（一般指六個月內即可能面臨死亡）。面對這些末期病人，我們可以放棄對他們進行心肺復甦術，也就是不施予氣管內插管、體外心臟按壓、急救藥物注射、心臟電擊、心臟人工調頻、人工呼吸或其他救治行為。

而這種放棄救治的方式，是否就是一種消極安樂死呢？

我們可以透過世界衛生組織(World Health Organization, WHO)對安寧緩和醫療所作的陳述來加以釐清這個疑問：

「安寧緩和醫療是對沒有治癒希望的病患所進行的積極而非消極的照顧；對疼痛及其他症狀的控制，是為了盡可能提升病人和家屬的生活品質到最好的程度。它肯定生命的價值，而且將死亡視為一個自然的過程；它不刻意加速、也不延緩死亡的到來；它在控制疼痛以及身體的症狀之外，對病患的心理及靈性層面亦提供整體的照顧；它同時強調來自周遭的支持，不僅支持病患積極地活著直到辭世，也協助家屬在親人患病期間以及喪親之後的心理反應都能有所調適。」

在這裡說到：安寧緩和醫療乃是「不刻意加速、也不延緩死亡的到來」，也就是說，對於末期病患，死亡乃是我們可以預期到即將到來的事件，而我們所能夠在醫療上提供的幫助，就在於疼痛的緩解，而非積極性的治療（因為以目前醫療科技已經無法提供醫療），我們著重的乃是在於病患心理層面、靈性層面提供支持，使其可以坦然面對死亡的到來，並維持其生命的尊嚴與價值。我們又可以將之稱為「自然死」，也就是依照每個人應有的死亡進程，而不加速或減緩這個進程的時間性。

而消極的安樂死，則非針對末期病患，它包含了對於植物人、愛滋病患等，使其死亡在不可預期其進程時「提前」到來。因此，安寧療護不能算是一種安樂死的類型。

三、支持安樂死所會面臨的醫學倫理問題

在第二章中，我們談到醫學倫理的一個重要原則——自主原則。依著自主原則中對病人自主權的尊重，我們主張應該讓病人可以在獲得病情的充分告知與完整理解之後，在自由且不受任何約束的情形下，讓病人對自身的醫療做出自主的決定。而這個原則，當它擺放到安樂死的議題中時，是否仍然有效？一個病人出於自願而希望接受安樂死的這個決定，我們是否應該遵從其意願？自主原則是否是我們行為的第一原則呢？還是有其他更高於自主原則的絕對性原則？

當我們主張自主原則的優位性，而認同人有安樂死的權利時，我們必須先思考以下幾個問題：

(一) 人是否具有「權利」決定自己的死亡？

所謂的自願性安樂死，事實上指向一個問題——人是否有「權利」放棄自己的生命？而此權利概念又帶出了它的另一個問題：當人具有權利放棄自己的生命時，它是否同時代表了醫療人員有「義務」幫助病人安樂死？因為我們知道，權利與義務常常是一組概念，要證明我們具有某項權利，最好的方式是透過義務概念來證成。而很明顯的，即便我們具有死亡的權利，這也不代表他人有義務幫助我們死亡：「有權開車，並不表示如果我買不起車時，鄰居就得幫我買一部。[7]」就目前大部分國家的法律而言，我們更可看到當一個人以自殺的方式放棄自己的生命時，他是不會受到任何法律的制裁的（除非很不幸的，在他自殺的過程中，意外造成他人的傷害或死亡，則另當別論），但是協助他人自殺，在我國卻會背上一年以上、七年以下的有期徒刑[8]。

回到倫理的考量上，我「能夠」自殺，不等同於我有「權利」自殺，我們對生命的放棄，需要更充分的理由來支持其合理性。認為我們具有這項道德權利的人會認為：決定自己的生命長度，乃是個人的自由，並不會影響到其他人，所以他人無權干涉我們是否要放棄自己的生命。他們的理論基礎乃是我們前面所提到的那個「極簡單原則」，也就是只要不造成他人的傷害，我們對自己的行為擁有絕對的自由。但我們接著要問：決定讓自己安樂死，是否真的是一項不會對他人產生影響的行為？

7 Loius P. Pojman 著，江麗美譯，《生與死：現代道德困境的挑戰》，頁 76。

8 刑法第二百七十五條（加工自殺罪）：「教唆或幫助他人使之自殺，或受其囑託或得其承諾而殺之者，處一年以上，七年以下有期徒刑。」

首先，它可能會影響到：

1. 醫療人員

因為他們必須違背他們的倫理義務——救人而非殺人——來為病人進行安樂死。

2. 家人

以放棄自己生命的方式來結束自己的一生，對家人來說是一項沉痛的事實，它或許會造成家人的自責心態，概括承受這些悲傷。有研究顯示自殺行為將會影響至少六位的自殺遺族。也就是受自殺者所影響的那些家人、朋友、兄弟姊妹、情人等，他們之後自殺的比例以及罹患精神方面疾病將比一般人高很多。而這些都源自於自殺者的自殺行為。

3. 社會大眾

很多人會認為自己的生死，又與他人何干？筆者記得曾經看過這樣一個故事：有一個人到德國去拜訪他的德國友人，有一天深夜，他們開車在外，遇到紅燈時，他的德國友人將車停了下來，這個人覺得很好奇，他問：現在已經是深夜，而路上沒有半輛車，你幹嘛還需要把車停下來？他的德國友人這樣回答他：你怎麼知道這附近的房子裡面，會不會有個正好失眠睡不著的小朋友，他正好站在窗邊看到我們闖紅燈，之後影響到他以為闖紅燈是正當的，開車並不需要遵守秩序？

這個故事告訴我們，很多時候，我們都以為我們的行為沒有什麼大不了，但事實上它卻很有可能以不同的方式或者以很隱諱的方式對他人產生影響，只是我們並沒有意識到。而回到安樂死這個議題上，或許我們以為我們對安樂死的選擇也是自己的事情，但事實上，它並非真的與他人無涉，它不僅會對我們身邊的人產生影響，也可能在社會上造成連鎖的反應，而形成一種負面、偏差的價值。過去我們常常可以透過新聞知道，當有人跳樓自殺的新聞被播報出來之後，之後常常就會有連鎖效應出現。而這種情況，相信是當初自殺者所始料未及的。因此，自願性安樂死是否是我們的自由呢？我們是否具有這項權利呢？值得我們再三思考。

(二)「自願」在安樂死上所產生的問題

「自願」安樂死還會產生另外一個問題：我們如何證明自己的「自願」，是出自於絕對的自由決定？請設想這樣的情況：當我生了重病需要龐大的醫藥費來進行醫療時，我的家人為了救我，不分晝夜的勞心勞力去工作，我不忍心他們為了我如此辛苦，所以，儘管我內心非常希望活下去，但卻更不想拖累家人，當此之時，我「自願」安樂死，請問，這種決定真的符合自主原則的精神嗎？這種自願，真的是個人自由的表達嗎？

自願的濫用還可能產生在另一種情境中：假設我生了重病，而我的子孫不孝，此時法律上又通過安樂死，於是他們圍在我的病床前，滿臉期盼的對著我說：安樂死已經合法了…。試問，儘管此時我充滿活下去的意願，但我又能說什麼呢？我只能說：我想安樂死。在此之時，所謂的「自願」又真的是種自主的表現嗎？

自願，真正的意義應該是指在身心均不受任何脅迫的情況下，所做出的自主決定，若我們無法保證「自願」能夠不受任何外在力量的侵犯，那麼它只會產生所謂的滑坡效應(Slippery Slope)[9]，使那些弱勢的人，更加無法保護自己的生命。當然，我們會說當一位病人要進行安樂死時，我們會透過很多的文件簽署來確保他是在理性的情況下，出於自主的決定。但這種「自主」真的是出於完全的自願嗎？

我們所說的這些 「弱勢」，有時不單是指經濟能力上的弱勢，它還有可能是出現在文化上的弱勢、家庭中的弱勢、情感中的弱勢。這些弱勢的情況，常常會迫使我們做出違反我們內心真正意願的決定。例如：家境貧苦的人家，若因罹患重病需要龐大的醫療費用，為了不拖垮心愛的家人，他很可能做出安樂死的決定，儘管他希望活下去；或者是處在子孫不孝的家庭，若你久病不癒，家人厭煩於照顧你時，我們也可能在這種氛圍中選擇安樂死，儘管我們內心也很希望活下去。這些都有可能在那些文件的簽署上，呈現為「自願性安樂死」。

(三) 殺害與任其死亡，有何道德責任上的差異？

在安樂死的類型中，藉由實行方式可以被分為「主動（積極）安樂死」、「被動（消極）安樂死」，前者是透過致命性藥物等來造成病患死亡，後者則是透過不作為的方式，任其死亡。一般支持安樂死的人，通常都比較同意消極安樂死的合理性，而對積極安樂死所產生的積極致死的狀況持否定態度。在此我們要詢問的是：不論造成病患死亡的方式為何，病患終究是透過某些「方式」而提前縮短了自己的生命進程。因此，這種結果在道德上會因著方式的不同，而有道德責任上的差異嗎？消極致死難道就不需要承擔同樣的道德責任嗎？

9 滑坡效應：指的是站在滑坡邊上的人，當他邁出第一步之後，會不可避免地滑到坡底，其意指當我們進行某項行為時，它會不可避免地引發一連串的不當連鎖反應，而導致一個我們所不想要的結果。

詹姆士·瑞秋斯(James Rachels)舉過這樣一個例子：

「史密斯六歲大的堂弟如果發生不測，他就可以得到一大筆遺產。有一天晚上，史密斯趁這個小孩正在洗澡的時候，溜進浴室，將小孩淹死，然後將現場安排得像是一場意外。沒有人的智謀高過史密斯，因此他得到了遺產。

約翰也在等著他六歲大的堂弟發生不測，以得到一大筆遺產。約翰一樣預計等小孩在洗澡的時候，溜進浴室，將小孩淹死。然而，當他進入浴室之後，發現小孩滑進浴缸，撞到頭，臉朝下泡在水裡，約翰很高興，等著在必要的時候再將小孩的頭壓進浴缸裡，但是顯然沒有這個必要。小孩只掙扎了一下就完全『意外地』沉溺了。約翰在旁邊看著，什麼事都沒做。沒有人智謀高過約翰，因此他得到了遺產。」[10]

在這個例子當中，史密斯和約翰二者在道德責任上有任何差異嗎？約翰雖然沒有像史密斯一樣，以積極的手段讓堂弟死亡，但他袖手旁觀地任其堂弟死亡以達致其目的，又比史密斯道德到哪去呢？因此，單憑行為的方式並不足以使消極安樂死比積極安樂死更為合理、更為我們所接受。因為無論他們採用的方法為何，他們最終都導致了病患的死亡，縮短病患生命的進程，使之提前接受死亡的到來。

---

[10] James Rachels, *The End of Life*. (Oxford : Oxford Univ. Press, 1986), p. 112.（引用自 Loius P. Pojman 著，江麗美譯，《生與死：現代道德困境的挑戰》，頁 74。）

是以，在支持安樂死的考量下，我們應該以行為的動機來決定，而非行為的方式。也就是我們所應考量的是在於病人是否可以予以安樂死的合理性理由，而非我們採取什麼樣的方式讓病人得以安樂死。

四、反對安樂死所會面臨的醫學倫理問題

儘管支持安樂死的立場會面臨許多倫理上的考驗，但反對安樂死的主張也同樣面臨許多難以解決的難題。反對安樂死的主要立場是建基在生命之存在乃具有絕對價值上，也就是他們認為生命的存在乃是最高的價值，不應該任意加以縮短、放棄。人的存在價值不單是體現在追求生活的快樂，並且更在於承擔生命的痛苦以及對苦痛的超越。但這樣的主張仍不可避免地面臨了幾項倫理上的考驗：

(一) 生命的價值，體現在生命的「長度」還是生命的「品質」？

那些反對安樂死的人，必須面臨這樣一個問題的挑戰：當一個人只依靠著呼吸器來維持其生命，而無法對自己的生活進行任何籌劃時，甚至是無法感知到這些事物的意義時，這種生命究竟值不值得活？

當「人」這個存在，再也無法成其之所是，這種生命的存在價值，究竟為何？當此之時，我們是否有權利放棄這種生存狀態呢？無論如何都得「活著」，才是對生命價值的最高尊重嗎？而「活著」又是什麼呢？單憑「我還在呼吸」、「我的心臟還在跳動」是無法滿

足我們對「活著」的要求的。活著，應該是更深刻地去體會到「生命」與「生活」的連結。擁有生命，卻無法好好的生活，實在不能作為活著的最佳體現。

那些支持安樂死的人認為，基於仁慈的論證，幫助病人安樂死並非在道德上是一件錯誤的行為，相反的，當病人的身體已經毫無進展且希望結束自己的生命，或者他們得不到為了結束自己的生命而必需的藥物和手段時，不去幫助這些懇求解脫的人而袖手旁觀，乃是非常殘酷的。[11]

而針對缺乏生命品質的生命，我們是否可以放棄的這個問題，我們在安樂死議題的考量上，還必須再加以細分：

1. 生命品質，不似生命長度，可以被量化。

因此，什麼樣的人生才是值得活的？應該只有生命的擁有者、感知者本身才有那個權利去做出論斷，他人並不能代理決定。因此，對自願性安樂死而言，它似乎被賦予更多的認可，而非自願性安樂死的爭議則比較大。因為，儘管病人目前喪失意識，但只要有醒來的可能性，任何人代其決定死亡的進程，都很難得到倫理上的贊同。儘管在實際的效益上，病人的死亡可能對所有人（例如：長期照護的家屬、社會的資源等）都產生最大的效益，但是，在醫學倫理中，效益原則應該以病人本身的利益為首要考量，除非我們能夠證明予以安樂死對病人「本身」的效益大於活下去，否則，我們都不應該代其決定而予以安樂死。即使我們不由效益主義的觀點來證明，以

[11] Dworkin G., R.G. Frey, S. Bok 著，瞿曉梅、邱仁宗譯，《安樂死和醫生協助自殺》，（瀋陽：遼寧教育出版社，2004），頁 102。

義務論的立場而言，每個人活下去的權利也不應該被社會其他的利益所取代。

因此，除非是自願性安樂死，其他類型的安樂死在對「生命品質」的考量上並無法獲得基本的認同，因為他們只能夠考量到「他人」的生命品質，卻無法對「病人」本身的生命品質進行任何確定性的斷言。

2. 即使是自願性安樂死，認為失去生命品質而想放棄生命的這種看法，也不見得能獲得贊同。

確實，生命品質只有當事人本身可以加以論斷，但失去生命品質是否就可以放棄生命？針對這個問題，我們必須進一步去思考我們是否是出於一種理性判斷來分辨我們的生命品質？每個自殺者都認為自己是在生命走投無路、毫無希望、充滿痛苦的情況下選擇放棄生命。但這種對自己生命困境的認知，卻不見得都是出於一種理性的判斷。很多時候，它是在一種痛苦、傷心的情境下所做出的極端反應：

「沮喪和其他情緒一樣，都可能降低我們的智商。它讓我們能夠找到的其他替代方案的範圍縮小。一個有理性的人會將自己最好的作法和自殺相比較，但是他在沮喪的情況之下，可能會忽略自己最好的選擇，而只想到自己有多痛苦，他無法想像情況還能有所改善。」[12]

---

[12] Richard Brandt, "The Morality and Rationality of Suicide,"in Seymour Perlin ed. *A Handbook for the Study of Suicide*. (Oxford: Oxford Univ. Press, 1975).

因此，我們很難確定這種情況是出於一種客觀、理性的評估，也因此要完全贊同自願性安樂死便不容易輕易的說服我們。而我們之所以對這個問題斟酌再三的理由在於：生命乃是一去不復返的事情，一旦放棄就不可能重來，因此我們對它的考量也應該更加慎重。

(二) 病人的生命品質是我們唯一的考量？

反對安樂死的立場還必須面臨另一個問題的質疑：在維持病患的生存狀態的過程中，若會造成其他照顧者生命狀態的耗損，則病患生命的存續是否仍是我們的唯一考量且是必須絕對加以維護的？

筆者認為，基於公平正義原則，與此事件相關的關係人之生命品質也應該是我們必須加以考量的部分。病人的生存狀態不一，某些病人的疾病對於周遭的照護者而言，時常產生嚴重的困擾，例如：經濟的無力負擔、身體照護上的困難，都清清楚楚地耗損著照顧者的生命品質。1963 年王曉民車禍成為植物人，她的父母照顧她幾十年，老邁的身軀加上病痛的折磨，最後，父母因病去世，但王曉民卻仍活著。對於這個事件，我們是否應對他們的生命困境視而不見？而只是一股腦地認為生命不論在任何情境下都不可以放棄？

確實，若我們把其他人的利益納入一併的考量範圍內，有可能會造成先前所說的滑坡效應，使得那些弱勢的人可能因此而被放棄。但在此處我們所要思考的是：面對那些真的已經失去生命品質及生命尊嚴的病人，當他們的生命已經不具有任何積極的治癒希望時，當他們的生存狀態已經嚴重造成其他照護者的生命困境時，我們是否能夠給予這些人的生命多一些的空間，讓他們具有這樣的自主權來決定生命應該怎樣走下去？而不再只是打著「尊重生命」的旗幟，卻做著傷害生命價值的事情？

安樂死的議題，是醫學倫理中一個困難的兩難問題，對於那些深受病痛折磨且失去生命品質的病人而言，「活著」有時竟是那麼沉重的一個字彙。而在現實情境中，正如同博克(S. Bok)所描述的：

「比例很高的臨終病人被撇在一邊，沒有得到有關他們病情的充分信息，被迫在死前忍受無休止的疼痛。拒絕治療和充分知情的權利可在法律中得到保證，記載在病人權利的莊嚴聲明之中，但它們對於在實踐中不能指望它們的病人卻毫無價值。」[13]

對於那些照顧者而言，眼睜睜看著親愛的人承受這些折磨也不是件容易的事情。但這些痛苦都很難因此而使安樂死合法化成為一個簡單的抉擇。有太多的困難橫亙在前，否則不會只有荷蘭、比利時這幾個國家贊成安樂死，其他一百多個國家都仍卻步不前。在病人的自主權以及生命價值之間，還存在著許多道德上的爭議，是我們在討論安樂死時，必須加以考量的。

[13] Dworkin G., R.G. Frey, S. Bok 著，瞿曉梅、邱仁宗譯，《安樂死和醫生協助自殺》，頁 108。

問題討論

?!

1. 生命教育可以為醫學倫理提供什麼樣的幫助？
2. 你認同優生保健法第九條第六款的人工流產理由嗎？
3. 你認為在安樂死的四種類型當中，哪種形態的安樂死比較能夠被我們所接受？

MEMO

結　語

由於人都無法避免面對生老病死的考驗，特別是當我們在病中時，我們的身體不僅得遭受病痛的折磨，我們的精神也面臨著巨大的考驗。一個生了病的人，他必定很難像健康時那樣的堅強，也之所以，他需要更多的照護與關懷。基於這種病中的祈求，我們對醫學倫理的要求便更顯得迫切。

由於人並非無感的物體，而是有著真實感受、認知以及具有尊嚴的主體。因此，在醫療行為的對待模式中，他就應該獲得他作為一個整全的人所應受到的尊重。然而，令人遺憾的是，良好的醫病模式在今日卻已如鳳毛麟角，難以得見。醫療人員與病人之間的緊張對立，造成醫病關係的緊繃，連帶地造成醫療品質的下降。醫療人員容易忽略病人作為一個「人」的需求，而只見到他們的「病」；病人也只關注到自身的病痛，而忽略了對醫療人員的體諒與尊重。而為了解決此一問題，我們似乎應該就其根源處著手，而非在既有的問題上添加無意義地空殼。

倫理，講求的是「關係」的正確對待模式，它強調一種雙向的責任與義務，不僅我們在與他人的關係中，應該維護到我們自身的權益，同時，它也指出我們擔負起相同的義務去尊重他人所應有的權益。因此，在倫理中，每個人必須先確實地認知到自己所扮演的角色，並理解自己在這段關係中所應肩負起的義務。

而在醫學倫理中，我們首要關注的便在於：作為醫療人員所扮演的角色中，應該具有什麼樣的義務。醫學作為一項特殊的專業而言，它不僅強調專業技能及知識的培養，它更強調出一種與德行緊密結合的價值。為醫療人員而言，單單具備技術是不足以證成其專業價值的，它同時還必須涵括道德的要求，也就是說，他的行為必須符合醫學倫理的要求。過去，在對所謂「專業」的盲目崇拜中，我們的評斷標準常常失落了對人的內在道德性要求，而把技巧與能力凌駕到一切判斷標準之上，也之所以，專業人常常會獲得一般大眾的「羨慕」，但卻很難獲得大家的「尊敬」。故重新將專業技術與德行關連起來，真實地認知自己的角色與義務，才能真實地體現醫療人員的價值。

醫學倫理教育在國內已行之有年，但付出的心力與成效間卻常常不成比例。推究其原因主要還是因為我們缺乏落實這些醫學倫理原則的動力。本書期待能夠透過對這些醫學倫理問題的探討，清楚地表達出對倫理的實踐將使我們獲致更大的幸福這一觀點。以符合倫理的方式行為，並非是一種愚蠢、鄉愿的做法，相反的，它不僅在道德上可以證成我們的人格價值，同時在實際的效益上，它也可以幫助我們獲致最大的效益，因此，不論就理論或實際狀況而言，以符合倫理的方式行為都是一個較好的方案。

參考書目

英文書目

Aristotle. *The Nicomachean Ethics*, translated by David Ross. Oxford : Oxford Univ. Press, 1925.

Beauchamp, Tom L.;Childress, James F. *Principles of Biomedical Ethics*.Oxford University Press,1989.

Bentham, Jeremy. *An Introduction to the Principles of Moral and Legislation*, ed. H. L. A. Hart, London : Methuen & Co. Ltd, 1982.

Brandt, Richard B. *Morality, Utilitarianism, and Rights*. New York : Cambridge Univ. Press, 1992.

Brown D. G. "Mill on Liberty and Morality," in *Philosophical Review*, Vol. 87, 1972, pp. 133-58.

Elizabeth Wicks. *Human rights and healthcare*. Oxford : Portland, Or. : Hart Pub., 2007.

Gregory E. Pence. *The elements of bioethics*. Boston : McGraw-Hill, 2007.

James Rachels, *The End of Life*. Oxford : Oxford Univ. Press, 1986.

Kant, Immanuel. *Critique of Practical Reason*, trans. by L.W. Beck. Indianapolis : The Bobbs-Merrill Company Press, 1956.

—— *The Metaphysical Elements of Justice*. New York : Macmillan Publishing Company, 1965.

Lammers, Stephen E.;Verhey, Allen. *On Moral Medicine : Theological Perspectives in Medical Ethics*.William B. Eerdmans Publishing Co.1998.

Levine, Myra E. "Nursing Ethics and the Ethical Nurse." *American Journal of Nursing*, 845, 1997.

Lyons, David ed. *Mill's Utilitarianism*. Lanham : Rowman & Littlefield Publishers, Inc., 1997.

—— "Mill's Theory of Morality," in *Noûs*, Vol. 10, 1976, pp. 101-20.

—— *Forms and Limits of Utilitarianism*. Oxford : Clarendon Press, 1978.

—— *Rights, Welfare, and Mill's Moral Theory*. Oxford : Oxford Univ. Press, 1994.

MacIntyre, Alasdair. *After Virtue*. Notre Dame : Univ. of Notre Dame Press, 1984.

McCloskey, H. J. "Mill's Liberalism," in *Philosophical Quarterly*, Vol. 13, 1963, pp. 143-56.

Midgley, Mary. *Can't we Make Moral Judgements ?* Bedminster : The Bristol Press, 1991.

Mill, John Stuart. *On Liberty*. London : Penguin Books Press, 1974.

—— *Utilitarianism*, ed. Roger Crisp. New York : Oxford Univ. Press, 1998.

Milne, A. J. M. *Human Rights and Human Diversity*. London : The Macmillan Press Ltd., 1986.

Moore, G. E. *Principia Ethica*. Cambridge : Cambridge Univ. Press, 1903.

Plato. *Republic*. trans. by G. M. A. Grube, Indianapolis : Hackett Publishing Company, Inc., 1992.

—— *Philebus*, ed. Jeffrey Henderson. Harvard: Harvard Univ. Press, 2001.

Pellegrino, E. D. Trust and distrust in professional ethics, *Ethics, Trust and the Professions: Philosophical and Cultural Aspects*. Washington DC.: Georgetown Univ. Press,1991.

Rand, Benjamin. *The Classical Moralists*. London : Constable & Co. Limited, 1910.

Rawls, John. *A Theory of Justice*. Oxford : Oxford Univ. Press, revised ed. 1971.

Richard Brandt, "The Morality and Rationality of Suicide,"in Seymour Perlin ed. *A Handbook for the Study of Suicide*. Oxford: Oxford Univ. Press, 1975.

Richard E. Ashcroft. *Principles of health care ethics*. Hoboken, N.J. : John Wiley & Sons, 2007.

Ronald Munson. *Intervention and reflection : basic issues in medical ethics*. CA : Thomson Wadsworth, 2008.

Roochnik, David. *Of Art and Wisdom: Plato's Understanding of Techne*. The Pennsylvania State University Press, 1996.

Sandel, Michael J. *Liberalism and the Limits of Justice*, 2nd ed. Cambridge : Cambridge Univ. Press, 1998.

Smith, Adam. *The Theory of Moral Sentiments*. New York : Prometheus Books, 2000.

Tom L. Beauchamp, *Principles of biomedical ethics*. New York : Oxford University Press, 2009.

中文書目

《孟子・滕文公篇上》

《論語・顏淵篇》

孫思邈，《千金要方》，卷一，〈大醫精誠〉。

David B. Resnik 著，何畫瑰譯，《科學倫理的思索》，台北：韋伯出版社，2003。

DeMarco, Joseph P.著，石毓彬等譯，《現代世界倫理學新趨向》，河北：中國青年出版社，1990。

Dworkin G., R.G. Frey, S. Bok 著，瞿曉梅、邱仁宗譯，《安樂死和醫生協助自殺》，瀋陽：遼寧教育出版社，2004。

Edward E. Rosenbaum 著，易之新譯，《當醫生變成病人》，台北：天下遠見，2000。

Engelhardt, H.T.著，范瑞平譯，《生命倫理學基礎》，北京：北京大學出版社，2006。

Fromm, Erich 著，孟祥森譯，《愛的藝術》，台北：志文出版社，1979。

G. E. Matthews 著，王靈康譯，《童年哲學》，台北：毛毛蟲兒童哲學基金會，1998。

Groopman, Jerome E.著，鄧伯宸譯，《時間等候區：醫生與病人的希望之旅》，台北：心靈工坊文化，2004。

Heidegger, Martin 著，王慶節、陳嘉映譯，《存在與時間》，台北：桂冠出版社，2002。

Hennezel, Marie de，《人道醫療》，吳美慧譯，台北：張老師文化，2005。

Immanuel Kant，《道德形而上學》，《康德著作全集．第六卷》，北京：中國人民大學出版社，2007。

Loius P. Pojman 著，江麗美譯，《生與死：現代道德困境的挑戰》，台北：桂冠出版社，1995。

——— 陳瑞麟等譯，《今生今世：生命的神聖、品質和意義》，台北：桂冠出版社，1997。

——— 楊植勝等譯，《生死的抉擇——基本倫理學與墮胎》，台北：桂冠出版社，1997。

——— 魏德驥等譯，《解構死亡：死亡、自殺、安樂死與死刑的剖析》，台北：桂冠出版社，1997。

Rachels, James 著，楊宗元譯，《道德的理由》，北京：北京中國人民大學出版社，2009。

Rothman, Ellen Lerner 著，朱珊慧譯，《白袍：一位哈佛醫學生的歷練》，台北：天下遠見，2004。

Scheler, Max 著，林克等譯，《愛的秩序》，北京：三聯書店，1995。

Shelly, Judith A.著，江其蕙譯，《困境——護理倫理指南》，台北：中華民國護士福音團契，1992。

Singer, Peter A.，蔡甫昌編譯，《臨床生命倫理學》，醫院評鑑暨醫療品質策進會，2003。

——— 劉莘譯，《實踐倫理學》，北京：東方出版社，2005。

Wyatt, Jo hn 著，毛立德譯，《人命關天：廿一世紀醫學倫理大挑戰》，台北：校園書房，2004。

尹裕君等著，曾珍麗總校閱，《護理倫理概論》台北：華杏出版社，1995。

文衍正，《看診法門：醫師之診療義務》，台北：永然文化，1997。

王正一，《醫學倫理學大綱》，教育部，1999。

王臣瑞，《倫理學》，台北：台灣學生書局，1980。

卡爾默斯・C・克拉克，〈醫患信任〉，《中外醫學哲學》，第四卷，第 2 期，2002 年 12 月。

托爾斯泰，〈伊凡・伊里奇之死〉，《克魯采奏鳴曲：1872 - 1902 年中短篇小說選》，台北：木馬文化，2003。

百禮達，《醫學倫理》，利諾聖母醫院，1983。

李瑞全，《打開潘朵拉的盒子——基因科技的人文議題》，行政院國科會人文處，時報文化，2001。

李瑞全、蔡篤堅主編，《基因治療與倫理、法律、社會意涵論文選集》，台北：唐山，2003。

沈清松，《科技與文化》，台北：國立空中大學，2003。

英冠球，〈情感與道德——陽明與謝勒的比較〉，http://humanum.arts.cuhk.edu.hk/~hkshp/thesis/2004-7to9ying.htm

邱仁宗，《生死之間：道德難題與生命倫理》，台北：中華書局，1988。

姜月桃，蕭宏恩編著，《護理倫理：個案解析及探討》，台北：高立出版社，2006。

徐宗良、劉學禮、瞿曉敏著，《生命倫理學》，上海：人民出版社，2002。

許志偉，《生命倫理對當代生命科技的道德評估》，北京：中國社會科學出版社，2006。

陳文團，《政治與道德》，台北：台灣書店，1998。

程國斌，〈知情同意臨床實踐中倫理學技術研究〉，《中外醫學哲學》，第四卷，第 2 期，2002 年 12 月。

傅偉勳，《死亡的尊嚴與生命的尊嚴》，台北：正中書局，1993。

曾淑瑜，《醫療、法律、倫理》，台北：元照出版社，2007。

鈕則誠等合著，《醫學倫理學：華人應用哲學取向》，台北：華杏出版社，2004。

黃丁全，《醫療、法律與生命倫理》，台北：宏文館圖書，1998。

黃天中，《臨終關懷：理論與發展》，台北：業強出版社，1988。

黃達夫，《用心聆聽：黃達夫改寫醫病關係》，台北：天下遠見出版，1999。

———《用心在對的地方：黃達夫的醫療觀》，台北：天下遠見出版，2001。

黃崑巖，《醫學這一行》，台北：天下遠見，2004。

楊治國，《醫生的看與不見：一位醫師的省思與領悟》，台北：原水文化，2005。

楊哲銘，《臨床案例醫療法律》，台北：五南出版社，2007。

楊國樞，《疾病經驗與倫理主體》，臺大本土心理學研究室，2007。

楊淑芬主編，《基因科技與人文的對話》，台北：時報文教基金會，2004。

蔡甫昌，《臨床倫理病案討論》，台北：橘井文化，2007。

———《醫學倫理小班教學：案例與討論題綱》，醫院評鑑暨醫療品質策進會，2006。

蔣欣欣，《護理照顧的倫理實踐》，台北：心理，2006。

鄭文清、彭智海主編，《醫學倫理學概論》，武漢：武漢水利電力大學出版社，2000。

盧美秀，《醫護倫理學》，台北：五南，2007。

蕭宏恩，《醫事倫理新論》，台北：五南出版社，2004。

戴正德、李明濱編著，《醫學倫理導論》教育部，2000。

戴正德，《生死醫學倫理》，台北：健康文化事業，2001。

———《基礎醫學倫理學》，台北：高立，2002。

———《醫師與社會責任》，教育部，2007。

———《醫療兩難之倫理抉擇》，教育部，2004。

謝獻臣，《醫學倫理》，台北：偉華出版社，1996。

MEMO

MEMO

MEMO

MEMO

MEMO

MEMO

MEMO

國家圖書館出版品預行編目資料

醫學倫理教育：由理論到實踐／黃苓嵐著.－第三版.－新北市：新文京開發，2019.08
面；　公分

ISBN　978-986-430-555-1（平裝）

1.醫學教育　2.醫學倫理

410.3　　108013818

醫學倫理教育：由理論到實踐（第三版）（書號：B327e3）

編著者	黃苓嵐
出版者	新文京開發出版股份有限公司
地　址	新北市中和區中山路二段 362 號 9 樓
電　話	(02) 2244-8188（代表號）
F A X	(02) 2244-8189
郵　撥	1958730-2
初　版	2009 年 9 月 1 日
第二版	2012 年 2 月 1 日
第三版	2019 年 8 月 30 日

　建議售價：335 元

法律顧問：蕭雄淋律師
ISBN　978-986-430-555-1

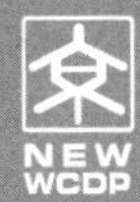

New Wun Ching Developmental Publishing Co., Ltd.

New Age · New Choice · The Best Selected Educational Publications — NEW WCDP